幸福になるには、

幸福になるしかたを学ばなければならない

幸福はいつでもわたしたちを避ける、と言われる

人からもらった幸福についてならそれは本当である

人からもらった幸福などというものは

およそ存在しないものだからである

アラン「幸福論」より

幸福の法則

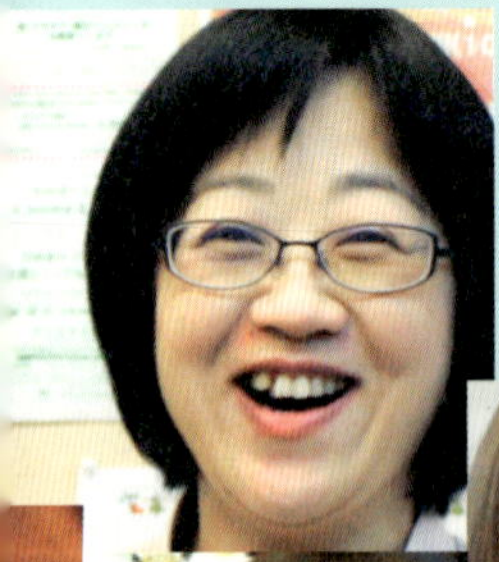

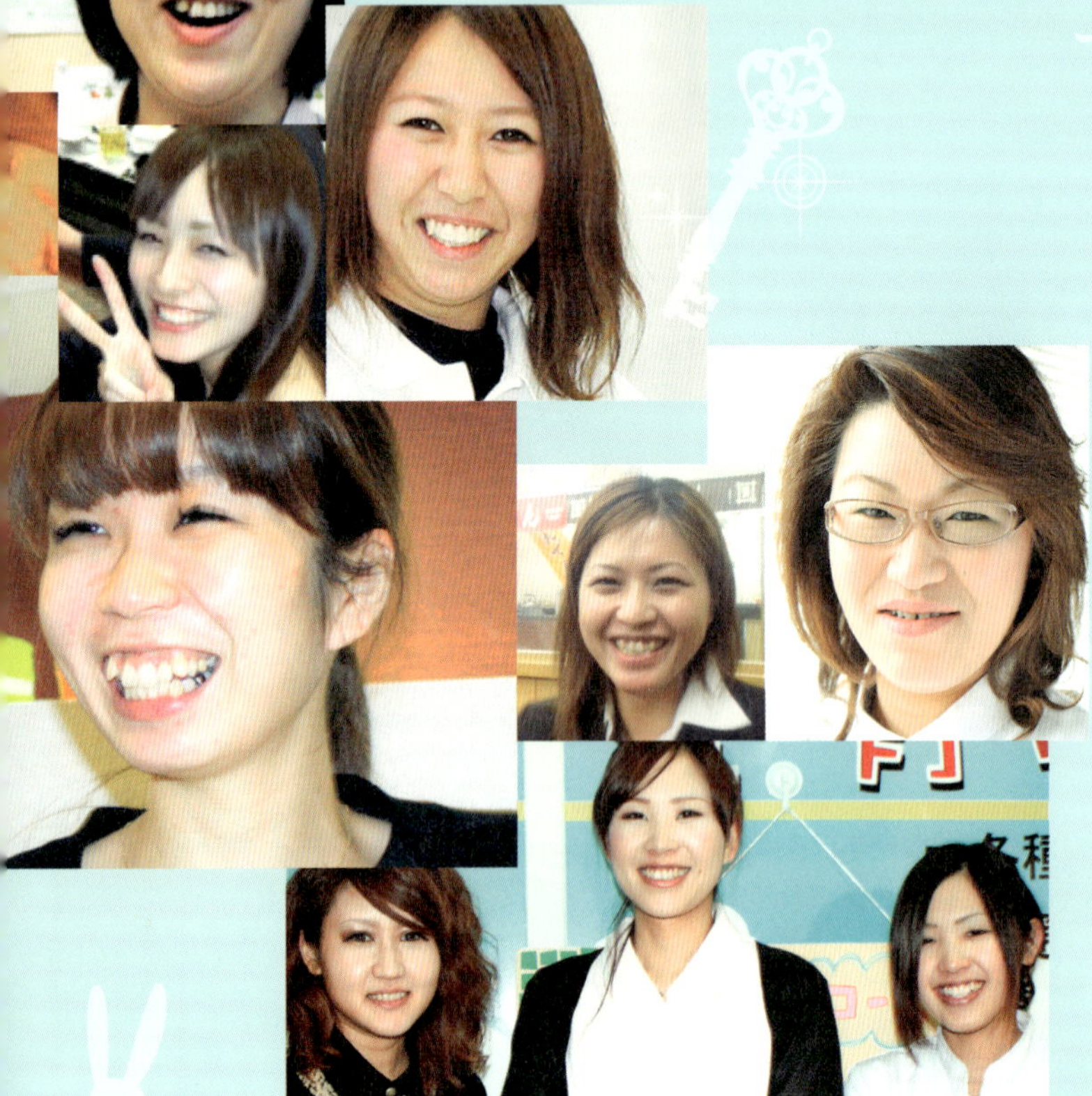

幸福だから笑うのではない。
笑うから幸福なのだ。

アラン「幸福論」より

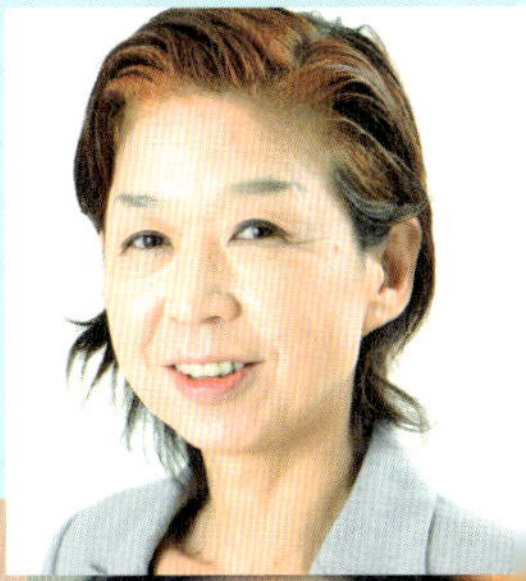

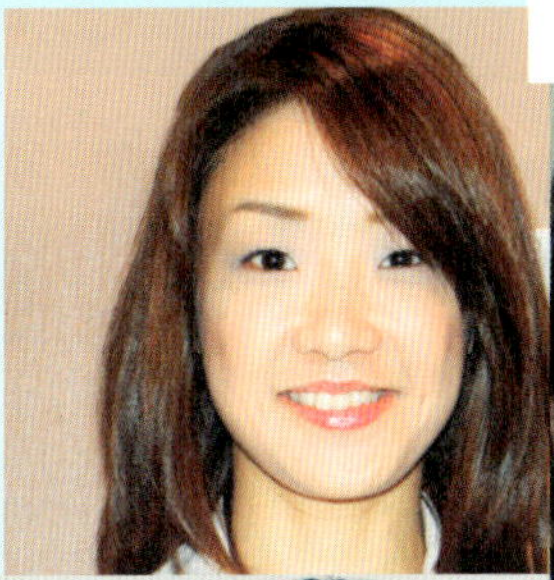

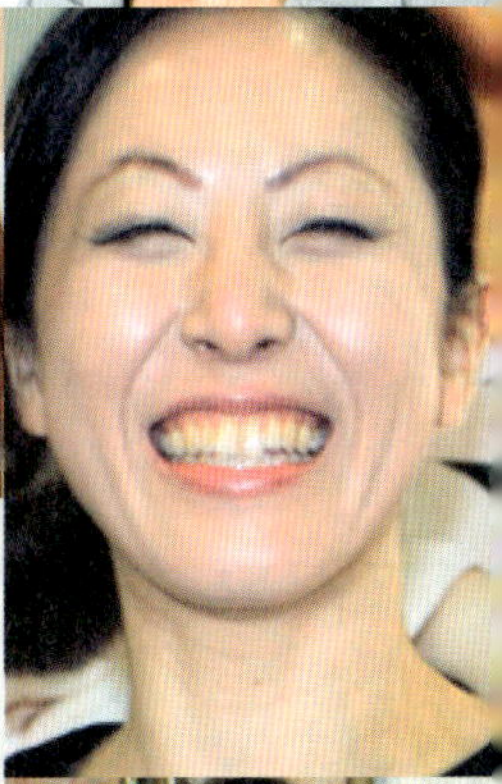

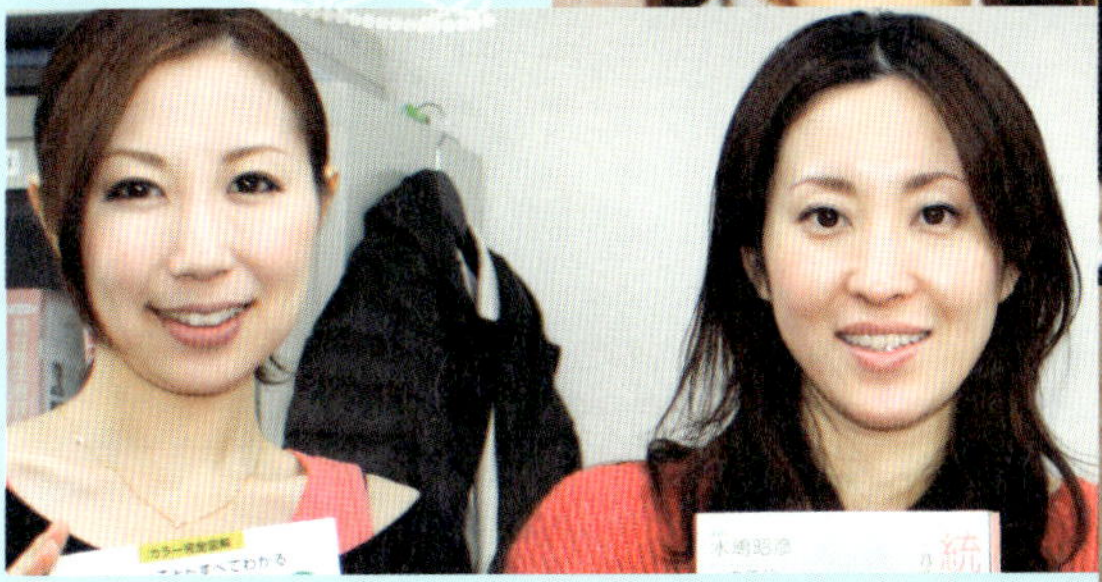

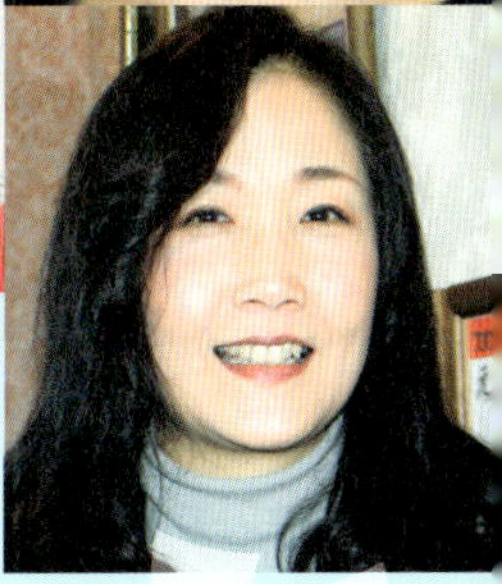

笑顔を絶やさないでください
でも、泣ける自分も
好きになってください

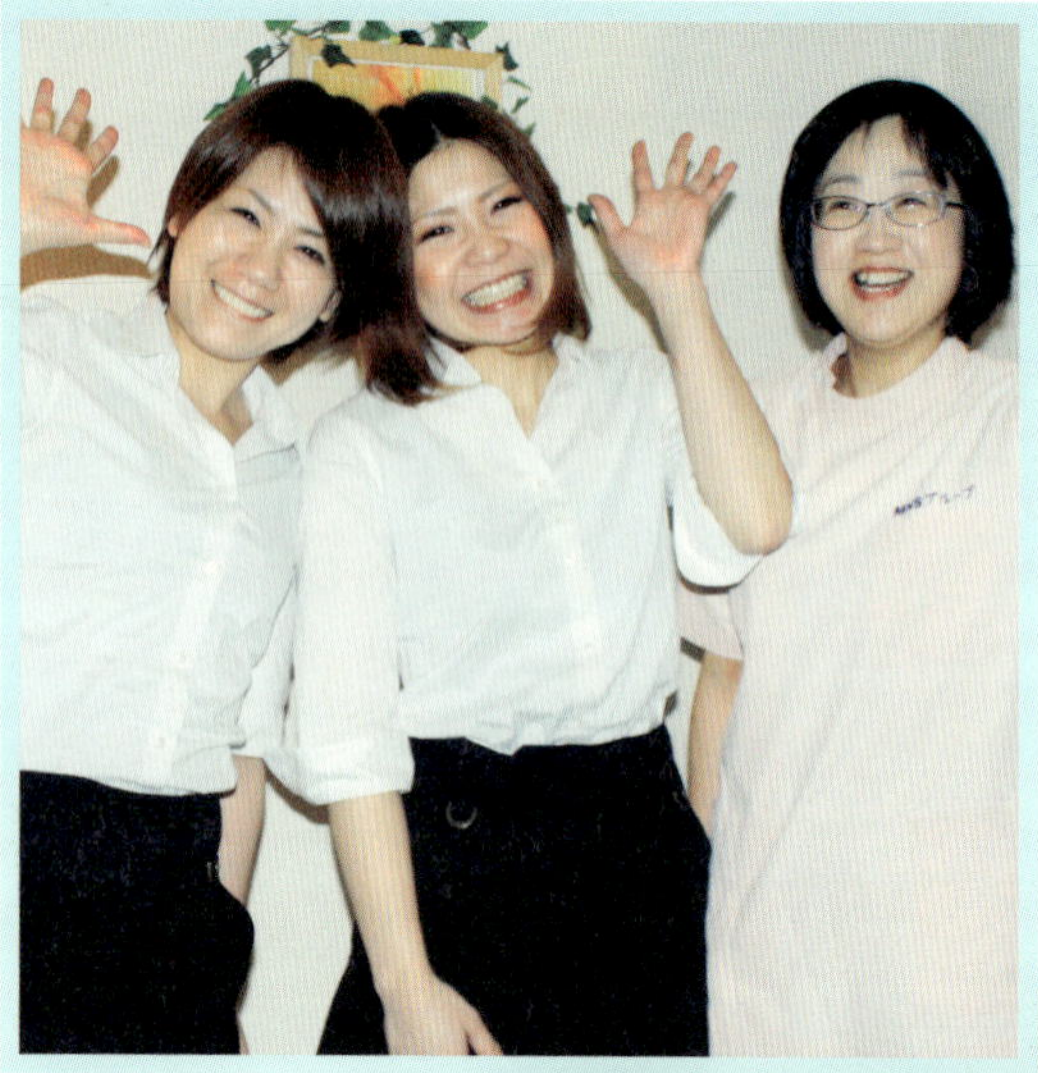

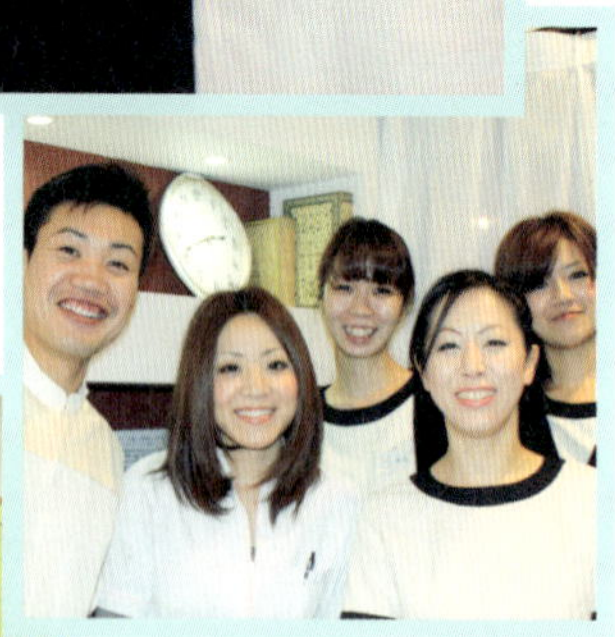

楽しい仲間と仕事は幸せの泉

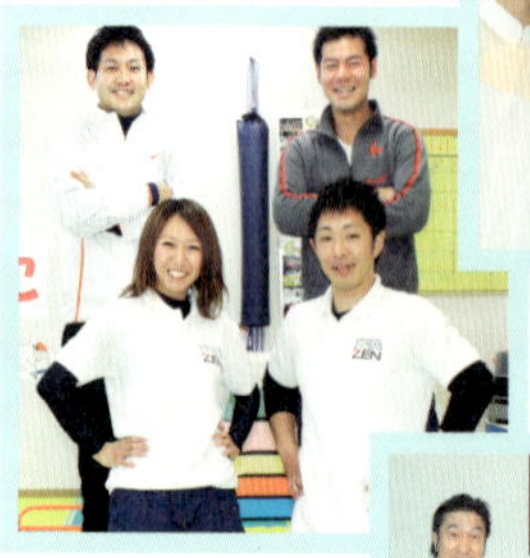

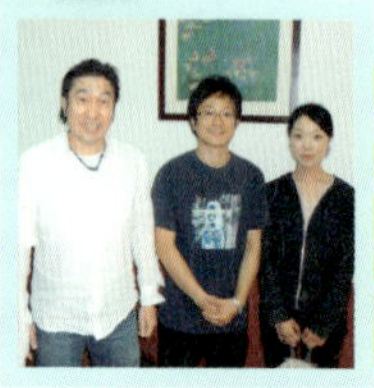

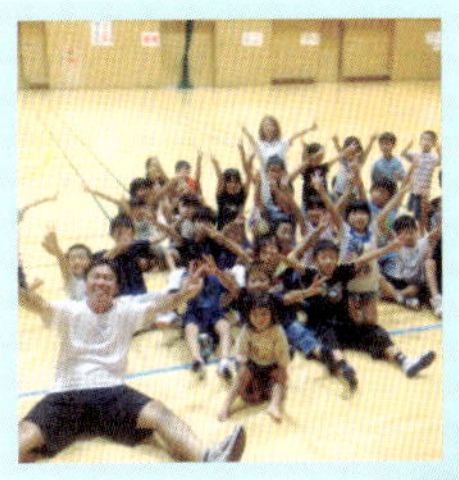
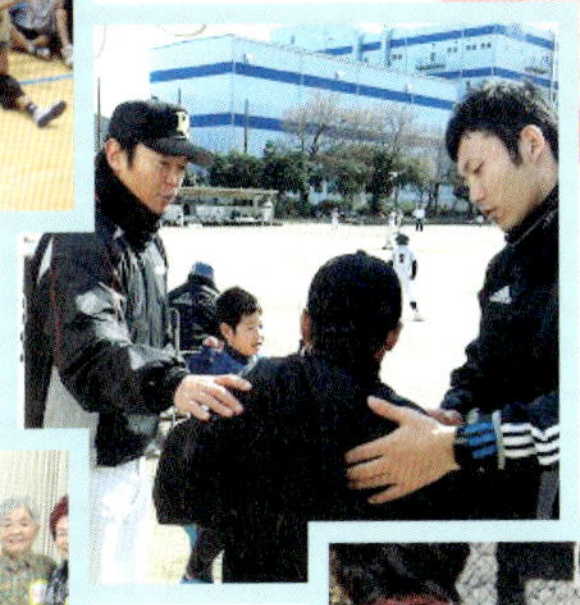
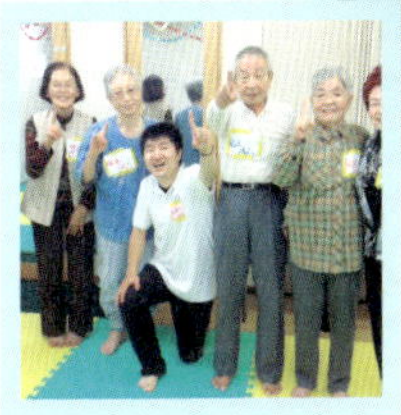
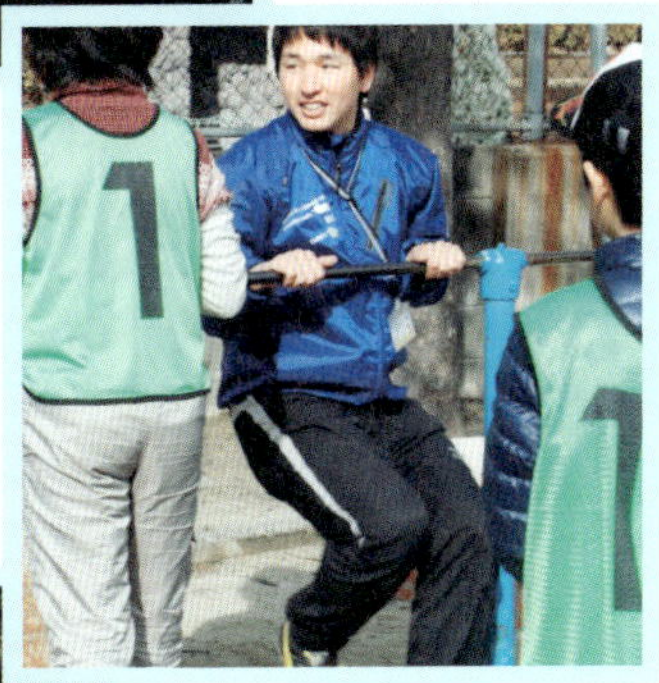

健全な心と身体は幸せの源

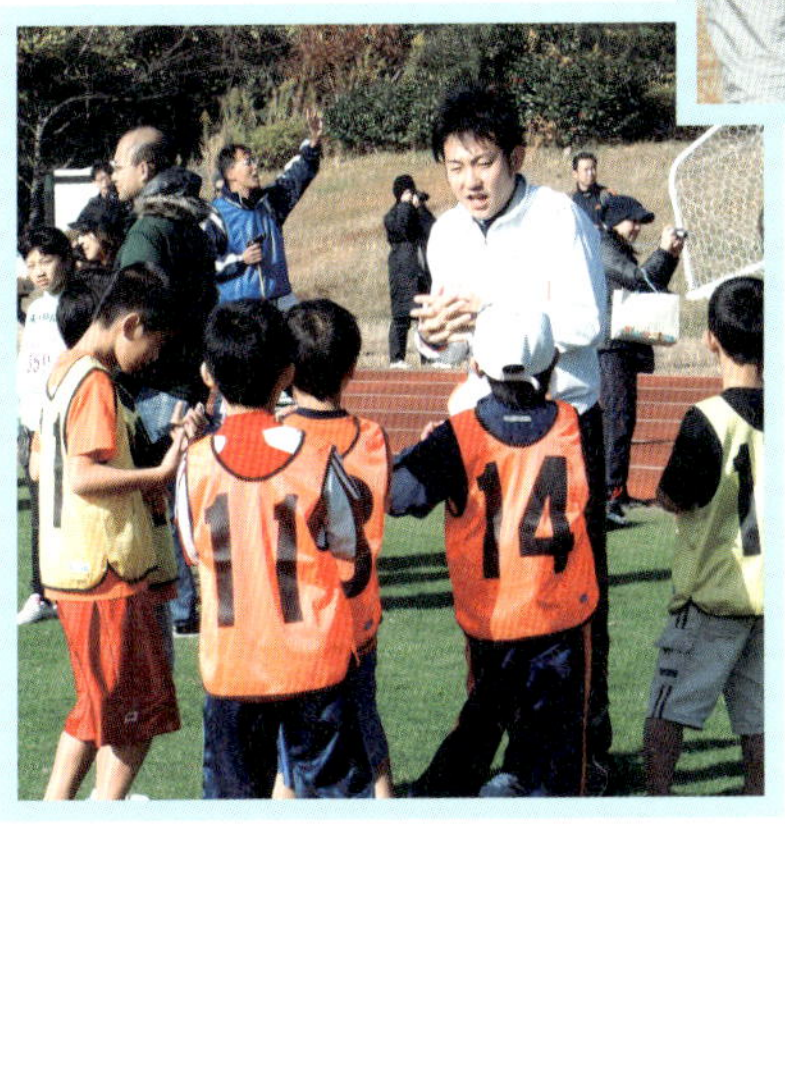

はじめに

超高齢化社会では健康は何といっても一番の幸せを運ぶ源です。
しかし、健康というのは心身ともに健康であることが条件です。
本書が、心の健康を持ち続く幸せな人生を送る為のバイブルになれば幸いです。

ストレックスの幸福とは
バランスのよいベストパートナー探し

ストレックスとは「ストレッチ」＆「リラックス」を合わせた造語です。

西洋的アプローチであるストレッチや筋肉トレーニングと鍼や灸、ツボ押しなどの東洋的アプローチを組み合わせて体のバランスを整え、自然治癒力を高める多元的な統合整体をいいます。

ストレックスの理論は陰と陽の関係を利用したバランスのよい世界観を作ることにあります。

たとえば、人間の体が痛んでいるときはその患部は膨らんでいるか凹んでいるかです。膨らんでいれば（陽）、東洋医学のツボ押しで膨らみを治し、凹んでいれば（陰）、西洋医学のストレッチで引っ張って治します。この表面を平らにすることが痛みの解消につながるのです。

人間社会でもこの理論は通用します。たとえば、男女の関係を考えてください。アメリカの心理学者「ジョン・グレイ」は著書の中で「男は火星から、女は金星からやってきた」と言っています。

男と女は異星人！だから長くいると口喧嘩が絶えないのは仕方ないな、と短絡的に考える方は、きっと一生幸せはつかめないでしょう。

火星人と金星人がどれほど違うかはわかりませんが、異星の生物であれば習慣や思考が全く違うことは想像がつくと思います。

「グレイ」の比ゆの通り、男性と女性は全く異なった陰と陽の性格を持った異星の人種であることをまずは認識しなければいけません。

男女の考え方が全く違うということを最初から認識していれば、理解できないことを言っても腹も立ちませんし、問題は起こりません。

あとはお互い努力し、尊重する気持ちを持てれば、パートナーがあなたの欠けている部分を補い、きっと幸せを引き寄せてくれるはずです。この考え方をもとに、現代の社会に適応し、健全で幸せな社会生活を送るための指針としたのがストレックスの新幸福論です。

できれば、本書を、未婚の方は幸せな結婚を、既婚の方は幸せな家庭生活を築く参考書にして頂ければ幸いです。

仕事に人生をかけて未婚で通したい方も仕事やプライベートのベストパートナーを持つことをおすすめします。

ストレックス理論研究所

新幸福論　もくじ

第1章

幸せな結婚

恋は人を盲目にするが、
結婚は視力を戻してくれる

リヒテンベルグ

男女の結婚観が変わってきた

「男性不況」で女性の幸せのかたちが崩れた

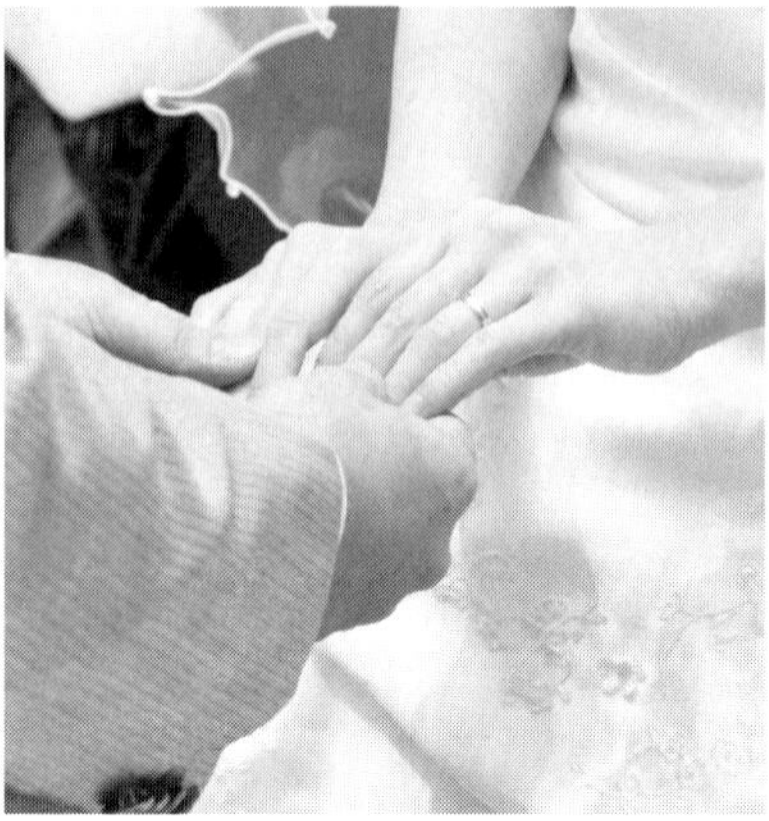

女性にとって幸せとはなんでしょうか。

人それぞれの価値観があり、一概に決めつけることは難しいのですが、ここでは幸せな結婚と家庭生活を送るための「幸せのかたち」について考えてみたいと思います。

ほんの少し前までは女性にとっての幸せとは専業主婦として、家庭と子どもを守り育てる良い母親であることでした。

「妻は家庭を守り、夫は外で働き家族を養っていく」というのは長い間の日本の家族に根付いてきた家族観です。

　こんなあたりまえの家庭生活のパターンが今、大きく変わろうとしています。

　働きたい女性が増え、夫婦共稼ぎはあたり前となってきましたが、さらに妻に生活力を求めなければならない生活環境がやってきています。

　上場企業ですらリストラや倒産がいつやってきても不思議でない社会状況です。安定した家庭生活を送っていくための貴重な戦力として、今、妻の女子力が期待されてきたのです。

「男性不況」という言葉をご存知でしょうか。昨年来（２０１２年）たびたび耳にする言葉ですが、男性向きの仕事が減り、男性の価値が相対的に低下した状況のことです。

　日本の産業空洞化が始まり、男性の雇用が減ったのが原因とされています。

こうした不安定な社会環境を反映したのでしょうか、驚く調査結果が最近のある結婚相談所から発表されました。

専業主夫になりたい男性が増えている

なんと、20代の未婚男性の61・7パーセントが「妻の収入が多ければ専業主夫になってもいい」という回答だったのです。

草食男子という言葉が流行り、男性の女性化傾向が強まり、さらに育児を積極的に行うイクメンなる男性も現れたのは記憶に新しいはずです。

男女平等をうたっていたのもつかの間、とうとうその立場がすっかり逆転し、すべての権限を女性にゆだねて家庭に入ろうという男性が増えてきたのです。


最近、30代、40代になっても独身のまま頑張っている未婚の女性が増えてきました。以前は適齢期の女性は「25歳を過ぎたら、25日を過ぎたクリスマスケーキと同じで価値が下がる」などと失礼な言われ方をされていましたが、女性の社会進出が進んだ今では、ナンセンスな会話です。

適齢期という言葉も、もはや死語なのかもしれません。

まして、価値観が多様化している時代ですから、結婚しない生き方を選んだのであれば、それも選択肢のひとつです。

現に、生涯独身を貫き、おのれの道を究《きわ》め、充実した人生を歩んでいる未婚の女性はたくさんいます。

やっぱり結婚したいのが女性の本音

しかし、問題はそれほど単純ではありません。未婚率が増えたといっても、まだ、結婚に否定的な男女ばかりではないからです。

事実、「結婚・家族形成に関する調査」（２０１１年・内閣府）では20～30代の未婚者では男性の約83パーセントが、女性の約90パーセントが結婚を希望しています。

昨今の晩婚化・未婚化とはまったく矛盾した結果が出ているのです。

周囲の独身男女に、「独りでいるほうが時間もお金も自由に使えるし、気楽でいいのでは」と聞いてみると、大半の人たちから「早く結婚したい」「家族が欲しい」「好きで独りでいるわけではない」といった答えが返ってきました。
結婚しない生き方を選んだわけでもないのに、結婚できない人たちが大勢いるという現実もまた一方ではあるのです。

このように多くの未婚男女が結婚したいと思っているにもかかわらず、結婚できないのはなぜでしょうか。

夢と消えた三食昼寝付きの女性の結婚生活

適齢期の男性が、結婚相手の女性に求める最新の条件とはどんな内容でしょうか。当然時代とともに変わってきましたが、各条件の頭文字から、以下の「５Ｋ」とされています。

1、かわいい
2、家庭的

3、（体重が）軽い
4、賢い
5、経済力

「自分のことは棚に上げて、男とは何と身勝手」と女性のみなさんにムッとされるような項目も入っていますが、注目していただきたいのは、5番目の「経済力」です。

前述した通り、ここに見事に、厳しい雇用状況のなか、安定した家庭生活を営む術《すべ》を女性にも求めていることがわかります。

ど〜んと、俺が一生面倒見ようという男性が減って、「共働きで家計を支えてくれる女性」を望むようなったのは時代の趨勢《すうせい》でしょうか。

結果として男女が逆転して、専業主夫の発想にたどり着いたのかもしれません。

仕事は結婚するまでの腰掛けと考えたり、結婚したら三食昼寝付きの生活を夢見たりすると、結婚そのものが夢と消えてしまいます。

いかに食べていくか、生活の糧を安定的に得るためにはどうしたらいいのかを、男女関係なく問われる時代になってきたのです。

三高はもう古い、安定性が女性の結婚条件

同じように、女性が結婚相手に求める条件も変わってきました。

バブル全盛の頃にもてはやされ、流行語にもなった「三高」（高学歴・高収入・高身長）は影を潜め、現在はもっと現実的な要望になりました。

ある生命保険会社が２０１０年に調査した「女性が男性に求める結婚条件」の１位から3位は次の内容です。

1、価値観が合うこと
2、金銭感覚が一致していること
3、雇用形態が安定していること

［女性が男性に求める結婚の条件］

結婚相手に求める条件			
第1位	価値観が合う	61.8	新御三K（家）
第2位	金銭感覚が一致している	27.0	新御三K（家）
第3位	雇用形態が安定している	26.3	新御三K（家）
第4位	安定した職業についている	24.2	
第5位	誠実・浮気をしなさそう	23.7	
第6位	頼りがいがある	23.2	
第7位	健康である	20.8	
第8位	趣味が合う	12.5	
第9位	収入がいい	12.3	旧三高
第10位	自分の意見を尊重してくれる	10.7	
	⋮		
第19位	学歴が高い	1.7	旧三高
第20位	身長が高い	1.5	旧三高

（%）

この３つの条件は、価値観、金銭感覚、雇用形態のそれぞれの頭文字から「３Ｋ」とされています。

経済面での条件をバブル時代と比較してみると、時代の変化が女性の意識を変化させたことがよくわかります。「三高」では収入の額が問題視されたことに対し、「３Ｋ」では収入の安定性が求められるようになりました。

一時的な高収入より、それほど高くなくても永続的に安定した収入を得る人を選ぶ傾向が高まったのです。幸せに対する考え方も変わって、結婚紹介所などでは公務員の人気が高いと聞くのもうなずけます。

しかし、こんな状況では、結婚生活に甘い夢は到底持てず、未婚女性が増えても仕方ないでことでしょう。

結婚できない理由は経済事情

「第９回21世紀成年者縦断調査」（２０１２年・厚生労働省）によると、最初の雇用が正規雇用だった場合と非正規雇用だった場合では、結婚経験の割合が異なることがわかりました。ちなみに28～42歳の男性では、正規雇用社員の場合は66・7パーセントの人に結婚経験がありましたが、非正規雇用社員では40・5パーセントと3分の2以下にとどまっています。

非正規雇用社員も働いている限り正当な労働の報酬を受けているはずですがボーナスや昇給や各種の恩恵がなく、正規の社員との格差は明白です。

この事実をみても雇用が不安定で自分の将来像すら描けない状況では、とても家庭を持つどころではないのでしょう。

かつて非正規社員といえば、パートで働く主婦や、定年後も引き続き働く嘱託職員などがほとんどでした。ところが、長引く不況の影響や産業構造の変化で、新卒でも正社員の採用枠が減少し、若者の非正規社員も増加しています。

大学を卒業しても定職に就けず、アルバイトやパートで生計を立てている「大卒フリーター」や「高学歴フリーター」と呼ばれる人たちも、めずらしくありません。

［正規社員と非正規社員の推移］

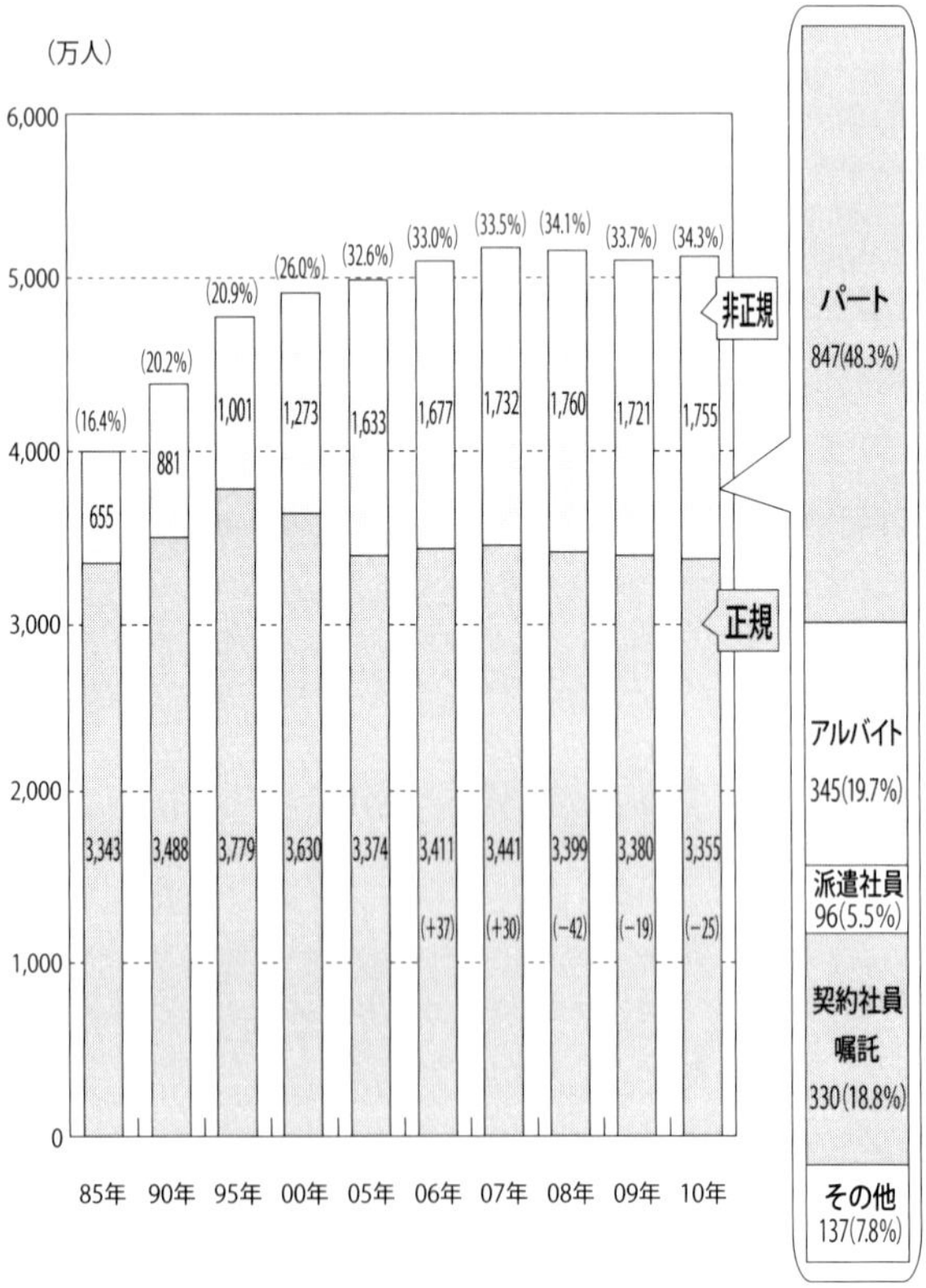

注）雇用形態の区分は、勤め先での「呼称」によるもの。
資料出所：2000年までは総務省「労働力調査（特別調査）」（2月調査）、
2005年以降は総務省「労働力調査（詳細集計）」（年平均）による。

新卒でさえ就職は難しい

新卒なら就職に有利とされた〝新卒神話〟も、終焉を迎えたといわれ、就職浪人なる言葉も生まれました。

２０１２年の大学卒業者のうち、契約・派遣社員やアルバイトなど雇用期間に限りがある非正規労働に就いた人が計４万人を超えました。

安定した働き口の確保は、新卒でさえ容易ではないのです。

このような不安定な社会状況で上場会社に正社員として就職したとしても、いつ倒産やリストラの憂き目に遭うかわからない時代です。

安定した家庭像を描くのは難しい時代なのです。

終身雇用が一般的だった時代は、収入の低い若者も将来の賃金増が見込めますから、結婚して子どもを持つなどの生活設計がたてられたのです。

不安定な雇用と上昇が見込めない賃金による将来への不安から、男女ともに結婚・出産をためらう意識が強くなっています。

今の日本の社会には、働きたくても働けない現実、結婚したくても結婚できない現実があるのです。

子育てが終わったら働きたい

安定した幸せな家庭生活を送るために、男性は結婚後に女性に働くこと要求したとしても仕方ない社会状況です。

現実問題として女性が仕事と家庭を両立させるのは生やさしいことではありません。

「育児介護休業法」も制定され、女性も男性と肩を並べて働ける環境が多少整いつつあります。

しかし、正社員で出産後も働き続ける場合、延長保育や育児保育のある保育園を探したり、平日の学校行事に合わせて仕事の都合をつけたりと、働く親の負担は増すばかりです。

子育てとの両立に苦労しながら正社員を続けるか、一度正社員を辞めたあと職種や賃金に妥協しつつ、仕方なしにパートとして再就職する人が多いはずです。

事実、行政による育児支援のインフラが整っていないためにいろいろな問題に突きあたり、第１子の出産を機に約６割の女性が途中で働くことを断念しているのが現実です。

子どもが小さいうちは仕事をセーブし、子育てが一段落したらまたバリバリ働きたい。これがお母さんたちのホンネではないでしょうか。

女性も幸せな働き方のかたちを考えてみる

今までは女性は家庭を守るのが務めといった均一的な幸せのかたちが浸透していました。しかし、今や、働くことを前提として、女性も自分でどんなかたちが幸せな働き方かを真剣に考える時代がやってきたのではないでしょうか。

福沢諭吉翁が書いたとされる「心訓」に「世の中で一番楽しく立派なことは一生涯を貫く仕事を持つこと」という言葉があります。

この言葉は男女に関係なく仕事を持つことが幸せな生活を送り、生きがいを見つけられる可能性があると言っています。

今までの女性が外にあまり出ないで家庭を守る生活パターンは、ストレックス理論では「陰の行動」にあたります。陰の行動とは自分の状態を静かに内観していた時期です。宇宙から眺めているように、達観して見つめていたのです。いよいよ、女性も「陽のエネルギー」を使い行動的に外に出て、幸せをつかむ大きな流れがめぐってきたのです。

世の男性が専業主夫を望むのも自然界の大きな波のうねりが人生の小さな波の変化を期待して、女性の台頭を望んできたのでしょう。

男性は反対にちょっとひと休みです。一度止まることで、陽から陰のエネルギーに変えてみてはどうでしょうか。物事を冷静に見つめると今まで見えていなかったことが見えて、新しい展開が期待できます。

シンデレラのように探しだしてくれる王子はいない

「シンデレラコンプレックス」という言葉をご存じですか。

自立できない女性がシンデレラのように理想の男性が現れ幸福にしてくれるのを待つ心理状態をいいます。

今の時代はシンデレラように王子様が根気強く探してくれないのです。現実のシンデレラは自らが行動することで幸せを引き寄せるのです。

つまり、女子力をアップして生活力をつけることが幸せな家庭生活を送る入り口であるとすれば、今からでも遅くはありません。さっそく、行動を起こさなければ幸せは逃げて行ってしまうでしょう。

幸い、労働市場は女性の需要が高まってきています。それも、一時の腰掛け的な仕事ではなく一生涯働ける環境を作らなければ意味がありません。

ベストパートナーとは相性が合うこと

結婚しても共稼ぎで働くか、子育てが終わってから働くか、幸せな家庭を実現するための手段はいろいろあります。

当然、自分の幸せな働き方を決めることは、運命共同体ともいうべきベストなパートナー像も浮かび上がってくるはずです。

三高といわれた従来の条件や「３Ｋ」なる条件がそろっていればそれに越したことはありませんが、金銭的なことは本質的な問題ではなくなってきます。

つまりお互いに協力して生活設計を立てればいいことなのです。

では何が一番必要なのでしょうか。ストレックス理論ではパートナーである男性とは相性が合うことが、結婚相手選びで一番幸せになる決め手となります。お互いの幸せ感を共有することができる人が一番ピッタリな相手となります。

相性が合うとは同じ考えであることでも似ていることでもありません。

お互いの幸せのかたちが凸（陽）、凹（陰）のように違っていても、しっくりはまっていく関係が一番幸せになる条件なのです。男女がお互いの欠点を補える関係を築けるからです。

子育ては働くネックにならない

結婚した女性が仕事をすることの大きなネックが子育てであると言いました。今までの多くの世の男性は家族のために働くと言って仕事に熱中してきました。当然、家族のためではあるのですが、自分の働く喜びのためでもありました。

そろそろ、その喜びを女性にも共有させてはいかがでしょうか。

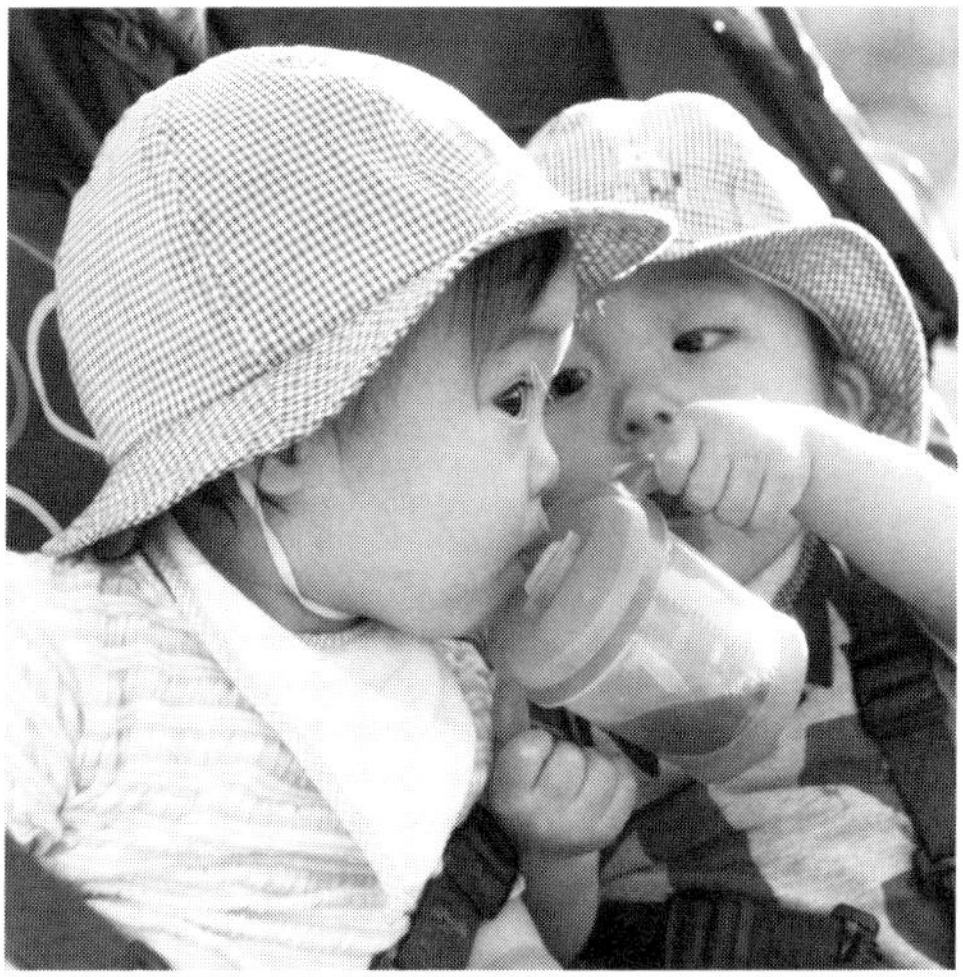

運命共同体のパートナーとよく話し合い、お互いの役割分担を決めることが必要です。

「3歳児神話」というものがあります。3歳までは母親が子育てに専念すべきであるという考え方です。幼少期の育児の大事さは否定できませんがすべて母親だけにその責を負わせるのはどうでしょうか。

もちろん、母親の努力も必要ですが、イクメンの言葉が流行り、男性にも育児休暇が認められる時代です。夫はもとより、祖父母、兄弟、保育者などの助けを借りていけば、十分に子どもは愛情を持って育てていけるはずです。

もし、どうしても子どもが小さい間は子育てに専念しなければならないのであれば、一時的にはパートなどの緊急措置を考えて、本格的に働くのは子育てが済んでから考えてはいかがでしょうか。

子育ては永久に続くわけではありません。子どもから手が離れてからでも十分な時間が今の時代はあるのですから。

やっと、諸問題が解決して女性が働きに出ると、パートナーとの相性がもっとも大切なことがわかります。

感謝の言葉がお互いの信頼感を強める

男性は嫉妬深くメンツを重んじる生き物です。例えば女性に命令口調でモノを頼まれるとかえって反発し相手の要求を受けない傾向があります。

でも、男性はいつでも女性のために何かしようと心がけているのです。

お互いに話し合い、男性が専業主夫として家庭を守っているケースならばよいのですが、たとえば、女性が一生懸命仕事に打ち込み、男性よりも収入が多くなるケースなどは何となく家庭がぎくしゃくする種になりかねません。

「男ならちゃんと稼ぎなさい」とか「だらしがないわね」という言葉は男のメンツをズタズタにする言葉です。

なかなか思うように計画通りいかないものです。長年生活を一緒にするとお互いのわがままも出てきます。

そんな時は、常に相手に感謝の気持ちを持つことです。たまたま、今、女性が陽のエネルギーが強く男性が陰のエネルギーが強い時期なのです。

「ありがとうの言葉」はなかなか言えないものです。気持ちだけでは通じません。「あなたが守ってくれるから、仕事に打ち込めるの、ありがとう」といった思いやりの言葉が大切です。

言葉を口に出していうことがあなたのパートナーを元気づけると同時に、お互いの信頼感を強めます。当然、このことは男性にも言えることです。

①相性の良いパートナーを選ぶこと。
②一生涯続けられる仕事を探すこと。
③いつも感謝の気持ちもって接すること。

この３点をクリアすることがストレックス理論の幸福への道の第１のステップです。

第2章

幸せな仕事

世の中で一番楽しく、
立派なことは
一生涯を貫く仕事を
持つということです

心訓七則より

時代の変化に味方する仕事

女性にとって有利な仕事を選ぶ

前章で、女性の就業には多少の障害があるといいました。幸せを求めて働くのであれば、結婚しても出産しても仕事が続けやすく、女性であることが有利な職種を見つけることです。しかし、働かなければならないのも現実です。

子どもの頃のこんな出来事を思い出してみてください。道端の石ころにつまずいて転んで泣いていると、お母さんが駆け寄ってくる。

痛みのある箇所にやさしく手を置いて「痛いの、痛いの、飛んでいけ！」と語りかけてくれる。ほとんどの人が経験している心温まるワンシーンです。

このように、お母さんだからこそできることがあるように、女性だからこそ力を発揮できる仕事もあります。

ある女性評論家は、女性と仕事の関係について次の３つに分類しています。

・女性であることが不利な職業
・女性であることが中立な職業
・女性であることが有利な職業

もちろん女性と男性は平等ですが、けっして同質ではありません。一般的に、サービスや商品の対象が主に女性で、職場に占める女性の割合が多い職種は女性に有利とされています。

女性が働くのであれば、女性の視点や感性が発揮できる、有利な職種に就くべきです。

では今、具体的にどのような職業が女性にとって有利なのでしょうか。

当然、女性の特質を生かした職業ということになるのですが、女性の場合は子育てが終わってから、スタートが遅れても不利にならないことを前提にしなければなりません。

それでは、女性が実際に幸せになれる仕事選びのポイントをあげてみましょう。

人生の幸せは健康でいること

ご存じのように、日本では少子高齢化が進んでいます。２０１１年は男性79・55歳、女性85・90歳となり、女性の平均寿命は世界第2位となったものの、超高齢化時代に入ったことは間違いありません。

こうした長い人生を幸せに過ごすために大事なのは、まずは元気でいることです。高齢化の進行とともに、健康志向が高まり、人びとの健やかな生活をサポートする仕事へのニーズが高まってきました。

ある新聞社で「幸福」についての世論調査をした結果、「健康であること」が1位となりました。

健康とは病気でないということだけでなく、心身両面が健全であるということです。これからの時代のニーズに合った仕事は健康をサポートする仕事であることはまちがいありません。

高齢者はもとより、若い世代においても、雇用環境の悪化などから慢性的な疲れやストレスを抱える人が増え、日常生活の中に癒しを求める声が高まってきています。

子どもたちもゲームの蔓延《まんえん》で一番身体を動かさなければいけない時期に家に閉じこもり、成人病さながらの病気にかかる子どもも増えています。

［国民の医療費の推移］

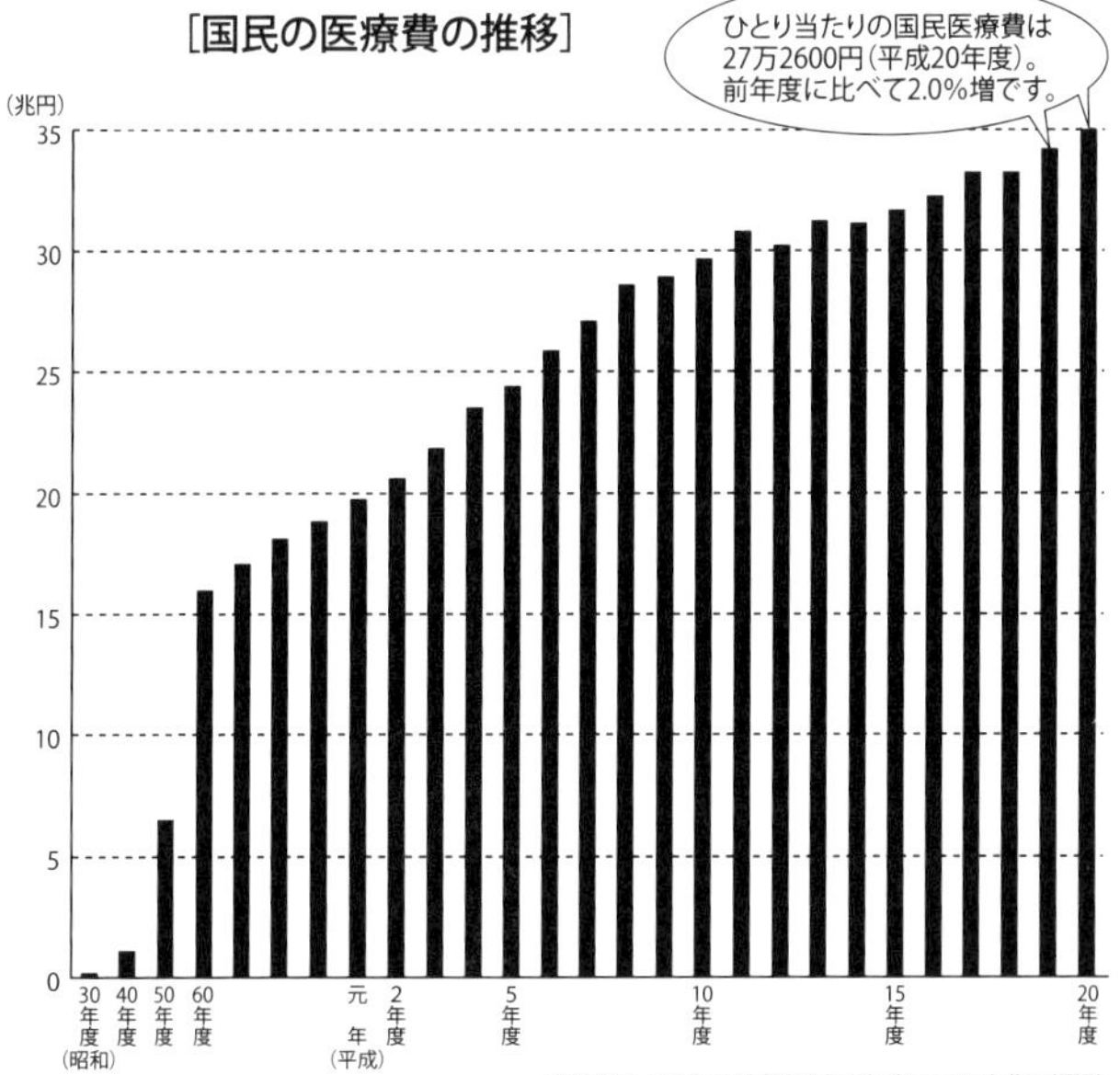

資料出所：厚生労働省（平成20年度国民医療費の概況）

日本の医療体制はレベルが高いが満足度は低い

　このような社会状況を反映してか、日本の医療体制は世界でもトップを争うサービスを提供していますが、国民の医療に対する満足度は決して高くありません。いつでも、どこでも、どの医療機関でも簡単にもかかれる医療保険制度がかえって、医師不足を生み、「３時間待ちの３分治療」と揶揄《やゆ》され、入院すれば大部屋と低開発国並みの評価を受けているのです。

　また、医療改革制度で国民が負担する医療費は増える一方で、高齢者の生活を大きく圧迫しているのです。（41ページ参照）

注目を浴びる代替医療

　こうした現状を打破する方法として、今脚光を浴びているのが予防医学です。病気になったら治す医療医学に対して、病気にならないように予防して病気の進展を抑え、さらには再発をも防止するのです。当然、病院に通う回数も減るので医療費軽減にもつながります。

そこで、注目されてきたのが東洋医学をも含めた代替医療です。自然との共生で自然治癒力を高めることを、その根本としています。東洋医学には即効性はありませんが、自然治癒力の喚起には予防的な措置もあり、体に優しい治療法です。

女性のやさしさを活かせる代替医療

最近の医療は西洋医学と代替医療を合わせ治療する「統合医療」の時代に入りました。大学病院などでも漢方が処方され、漢方医科という学科も創設されています。

代替医療とは伝統的・経験的な医療であり、お互いのメリットを上手に掛け合わせた統合医療がこれからの医療としては理想とされています。

代替え医療の現場に求められている人材は、「身も心も癒す感性の持ち主」です。

相手の体のことはもとより、性格や生活習慣などを把握したうえで、適切な施術をする必要があるからです。いかに相手の心を解きほぐし、うちとけてもらえるかを考えながらの仕事は、しなやかな応対力や人をやさしく癒すことに優れた、まさに女性にぴったりの仕事といえるでしょう。

人と人とのコミュニケーション能力が問われる仕事です。

手に職をつければ男女の差別もない

次に女性にとって仕事を選択するうえで大事なことは、男女の差別がないことと子育てを考慮して、働くタイミングを考えなければなりません。

当然、子育てが終わってからでも不利にならない仕事を選ばなければ、一生の仕事とすることは出来ません。

こうした条件を踏まえると、誰もができる一般的な仕事ではなく、手に職をつけた（＝資格を持った）スペシャリストになるのが理想です。

「手に職」をつけておけば、もし職場をリストラされたり、育児などでパートでしか働けない時期があったとしても、専門職の強みを活かした働き方ができるはずです。また、独立開業の道を選べば、子育てや介護などとも両立しつつ、自分のライフスタイルに合わせた仕事のプランが立てられるでしょう。

「手に職」のための資格取得には当然勉強が必要ですが、社会人が仕事をしながら学べる環境を整えている専門職の養成校も数多くあります。

求人広告をチェックしてみてください。一般事務の募集は少なくても、看護師や薬剤師といった専門職の中途採用は常に目にするはずです。しかも、資格がものをいう専門職は、パートタイム勤務であっても一般的に高時給です。

賃金の問題だけではありません。自分が身につけた知識や技術が活かせる仕事ができるのは、やりがいや生きがいにもなるはずです。

幸せになりたければ、資格をとろう

昔から「手に職」とはいわれてきましたが、今ほど「手に職」が問われる時代はありません。一流企業に勤めてそこそこのポジションを得ても、会社を辞めてしまえば、ただの人です。けれども、自身の身につけた資格は一生モノです。

40代になって専門学校に入学したある女性が資格取得を目指したきっかけについてこう語ってくれました。

「自宅が火事で全焼したことが私の新しい人生の始まりでした。何もかもを燃え尽くす炎を見ながら、痛感したんです。物は失くなってしまうんだなと。夢中で買い集めたブランド物のバッグも高価なジュエリーも、一生使えるわけではない。モノに投資したところで、形あるものは失くなってしまう。それだったら、自分自身に投資しよう。何かで自分を飾り立てるより、自分を磨くことにしよう。身ひとつでも仕事に結びつく無形の財産＝資格をとろう、と決意しました」

この女性のように、一度社会に出た人や家庭に入った人が資格取得に挑戦するケースは、各種の養成学校でも増えています。もちろん資格を取得することは就職にも有利で将来の幸せな安定的生活へのステップとなります。

生きがいのある仕事に就く

最後のポイントは生きがいのある仕事に就くことでしょう。当然、金銭を主な目的として働くのですが、パートのような一時の腰掛け的な気持ちでは長続きはしないものです。

子育ても終わり、時間もできたのに何も張りのない日々を過ごしては、せっかく長寿国に生まれた意味もありません。生きがいのある一生の仕事を見つけるべきです。

かといって、社会に貢献できる生きがいのある仕事をと、最初から意気込んで探しても、なかなか社会貢献などできるものではありません。

毎日の小さな積み重ねが大事です。この積み重ねが人を幸せにし、自分に生きがいとなって返ってくるのです。

健康をサポートする仕事は、まさにまさにこの小さな幸せを少しづつ積み重ねていく仕事です。

女性の特性として「おしゃべりが清涼剤となり、話しながら問題を解決する」習性があります。つまり、グチを言うことで救われた気持ちになり、次第に本来の自分の心を取り戻すのです。

最近は、病院や診療所に話し相手を求めて来院する女性患者も増えています。グチを聞きつつ施術するということは、知らず知らずのうちに患者に幸せの周波を送り、心の問題を解決へと導いているのです。小さな周波が次第に大きくなって、人を幸せにすることで、自分の人生をより実のあるものにしていきます。

そして、それが立派な社会貢献をしたことになるのです。

①健康をサポートする代替医療の仕事
②資格をとって手に職をつけられる仕事
③毎日の積み重ねが生きがいとなる仕事

以上が女性が幸せになれる仕事選びの重要なポイントです。
非常にハードルが高いように思われますが、そんなことはありません。
ストレックス理論の幸福を引き寄せる仕事は存在するのです。

女性の人生を輝かせ、幸せをもたらす

健康をサポートする柔道整復師(国家資格)

柔道整復師とは、道具や薬を使わず骨折・脱臼の応急処置や打撲・捻挫・挫傷の施術を行うスペシャリストです。

日本古来の整骨術に中国の伝統医術をはじめ、解剖学・整形外科学などの西洋医学を融合させた独自の整復術です。手術や薬剤を使わず「人の自然治癒力」を引き出すことで患者の痛みを和らげ、根本治療を目指します。

奈良時代から存在した柔道整復術を、1920年に国が資格として公認、1989年に国家資格になりました。医療系国家資格のなかでも、医師・歯科医師と同様に独立開業が認められています。医療保険の対象となる医療職なので、交通事故による賠償保険・労災等の取扱いでの治療も可能なのです。

しかし、近年、骨折や脱臼をはじめレントゲン検査の必要なケガは整形外科を受診する人が多くなりました。従来、その代替え機能を果たしていた整骨院は、整形外科の医院が増えると同時に本来の使命を終えつつあります。

女性向きの仕事となった柔道整復師の世界

高齢化社会の進展につれ、加齢による膝や関節の不調に悩む人が増えています。いわゆる、「ロコモティブシンドローム」（運動器症候群、骨粗鬆症、変形性関節症など）といわれる症状です。

これらの運動器障害により移動能力の低下をきたすと多くの高齢者の人は要介護になるケースが多いのです。

柔道整復師による手術や薬剤を使わない施術は、こうした体力や抵抗力が低下した高齢者に適した治療法といえます。

また、高齢者を中心に健康への関心が高まるなか、前述した予防医学の分野で

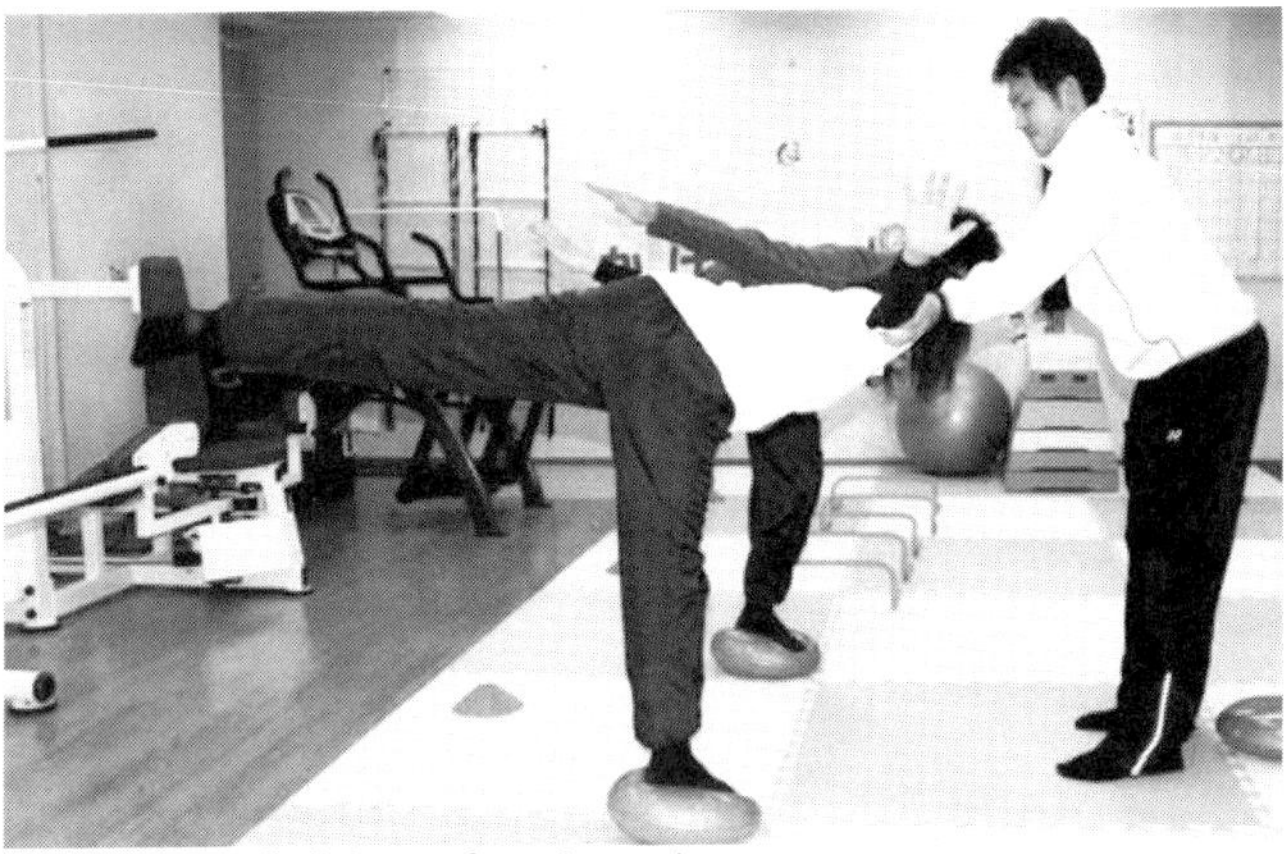

バランス運動を指導するスポーツトレーナー

も注目されています。

成人病といわれた生活習慣病の予防や改善には運動が一番適しているのです。

軽い筋力トレーニングなどのエクササイズを楽しむことが予防の近道なのですが、その施術には患者の生活習慣状況を把握しなければなりません。そのうえで、的確なアドバイスができるスペシャリストが必要なのです。そこで、コミュニケーションの上手な女性の柔道整復師の役割が注目されているのです。

男性向きの実を治す（陽）の仕事から、女性向きの補う（陰）の仕事へと変わったのです。

グローバルになった柔道セラピスト

２００２年、柔道整復師はＷＨＯ（世界保健機構）からJudo Therapist（柔道セラピスト）という名称で世界中に紹介され、グローバルに活躍する可能性が広がってきたのです。その一部はプロスポーツ選手や運動部の学生、スポーツ愛好家などのニーズをとらえ、スポーツ障害の治療やコンディショニングを行うトレーナーの役割を果たし始め、治療家であると同時にトップアスリートのパフォーマンスを最大限に引き出すスポーツトレーナーとしての存在感をも発揮し始めたのです。

柔道という言葉がついているために、男性の仕事と思われがちですが、最近の仕事内容は柔道のイメージとは程遠いものとなっています。

しかし、武道の精神の根底に流れている礼節を大切にする心は、柔整師を目指す人には不可欠なものです。

柔道整復師はスポーツトレーナーの国家資格

一般的にスポーツトレーナーとはスポーツの本質的な楽しさや素晴らしさを伝える指導者としての役割を持って活動していました。しかし、前述のように高度な世界で通用するアスリートを育て、最高のパフォーマンスを発揮させるだけがスポーツトレーナーの役目ではなく、高齢者や子供たちの健康維持と増進を目的としたトレーナーもスポーツトレーナーとして認識するべきだという考えが広がってきました。そこで、前者を「競技スポーツトレーナー」後者を「生涯スポーツトレーナー」と呼び区分しました。

[スポーツトレーナーの種類]

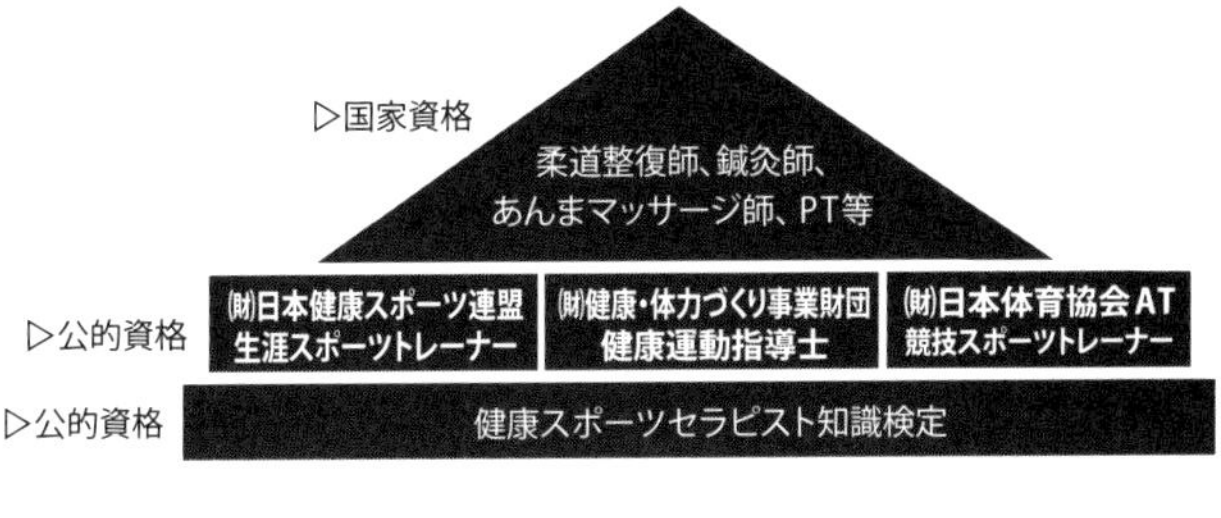

競技スポーツトレーナーになるには㈶日本体育協会公認の「アスレティックトレーナー」（ＡＴ）の資格を、生涯スポーツトレーナーになるには（財）健康・体力づくり事業団の健康運動指導士、（財）日本健康スポーツ連盟の生涯スポーツトレーナーの資格を取得することが一番の近道です。

しかし、これらの資格では実際の現場で施術を行うことは禁じられています。

競技でも健康の維持にしても、徐々に専門的で高度な知識とさらに深く個人に関与する必要性が出てきたのです。

そこで従来の資格に加え、注目を集めたのが国家資格を持つ柔道整復師の重要性です。

今や、柔道整復師はスポーツトレーナーの国家資格と言っても過言でありません。

年齢に左右されない柔道整復師の仕事

では、どうして柔道整復師は、前述したように女性にとって有利な職業となるのでしょうか。

まず、第一に年齢に左右されない職業なので子育てが終わってからでも出来ることです。

ある40代の主婦は、やっと見つけたファストフード店のパートも、高校生や大学生の若い同僚たちのようにテキパキと動けず、1カ月も経たないうちに辞めてしまったそうです。採用する側にとっても、「同じ仕事をさせるなら、客層に近い年頃の若い人のほうがいい」と考えるのは当然かもしれません。

一方、接骨院・整骨院や鍼灸治療院、整形外科や健康増進施設などは年配の患者も多く、自分と同世代もしくは、それより上の施術者を望む声が聞かれます。たとえば大学病院などを受診した場合「キャリアの長い年配の先生に診てもらいたい」と思うのと同じ理由だからでしょう。

とりわけ女性の患者の特長を考えると、癒しが欲しい患者などは、自分と似たような経験を持ち、女性特有の痛みや悩みを理解してくれる同性の施術者に安心感を抱き、「経験のある女の先生を」と希望する人が少なくありません。

当然、若い人でも年齢を重ねた人でも適応できる仕事なのです。

独立開業への道も開ける

柔道整復師は、健康保険の取扱いで治療が行えます。交通事故による自賠責保険・労災等の取扱いも可能で、最近では、スポーツにおける治療や、高齢化社会での自立支援の需要も増加してきました。介護保険も適用されるなど、安定した収入が望め、努力次第では独立開業への道も開けます。

【柔道整復師の活躍の場】

◆接骨院・整骨院で働く

接骨院・整骨院のスタッフとして働きながら、技術やコミュニケーション能力を磨き、独立開業も目指せます。

◆病院で働く

骨折・脱臼の整復やリハビリテーションなどを行う医療スタッフ補助、また運動指導者として、整形外科病院などに勤務できます。

◆福祉施設で働く

柔道整復師は、介護保険制度のなかで機能訓練指導員という立場にあります。デイサービス（通所介護）などの福祉施設において、高齢者の自立を支援する指導員として活躍できます。

また、福祉施設では接骨院との併設も可能で、地域社会における重要な役割を担うことができます。

◆ジム・フィットネスクラブで働く

健康志向の高まりのなか、ジムやフィットネスクラブで医学的知識をもとに正しいトレーニング指導ができる柔道整復師が求められています。国家資格取得者であることも利用者からの信頼につながり、その存在価値は高く評価されています。

◆スポーツトレーナーとして働く

　サッカーや野球などのクラブチームのトレーナーとして、トレーニング指導はもちろん、メンタル面でのケアなどを行います。

　また、プロアスリートの健康管理やトレーニングプログラムづくりに、柔道整復師の専門的な技術と知識を役立てることもできます。

【資格取得の方法】

　高校卒業以上↓厚生労働大臣指定の柔道整復師養成施設で３年間の修学↓国家試験受験資格取得↓国家試験合格↓柔道整復師

［増え続ける柔道整復師］

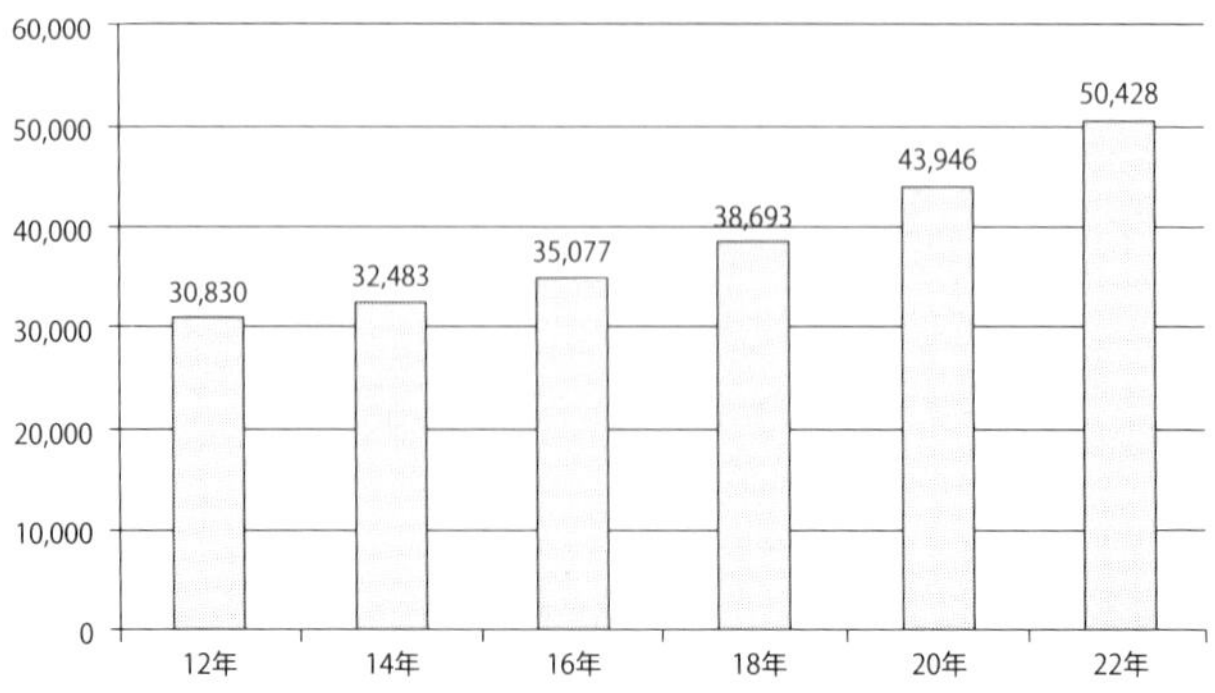

資料出所：厚生労働省

その他の女性に有利な健康をサポートする仕事

①鍼や灸などを用いて自然治癒力を高める鍼灸師（国家資格）

【仕事の内容】

鍼灸師とは、身体のツボに対して鍼や温熱療法である灸などを施し、人が持つ自然治癒力を高める東洋医学のスペシャリストです。

鍼灸治療は、運動器疾患、消化器系、呼吸器系、代謝分泌系などさまざまな疾患に対応する治療としてＷＨＯ（世界保健機関）でも認められています。

肩こり・腰痛などの外科的治療だけではなく、冷え性や便秘などの内科的な症状にも対応可能で、欧米でも多くの鍼灸師が活躍しています。

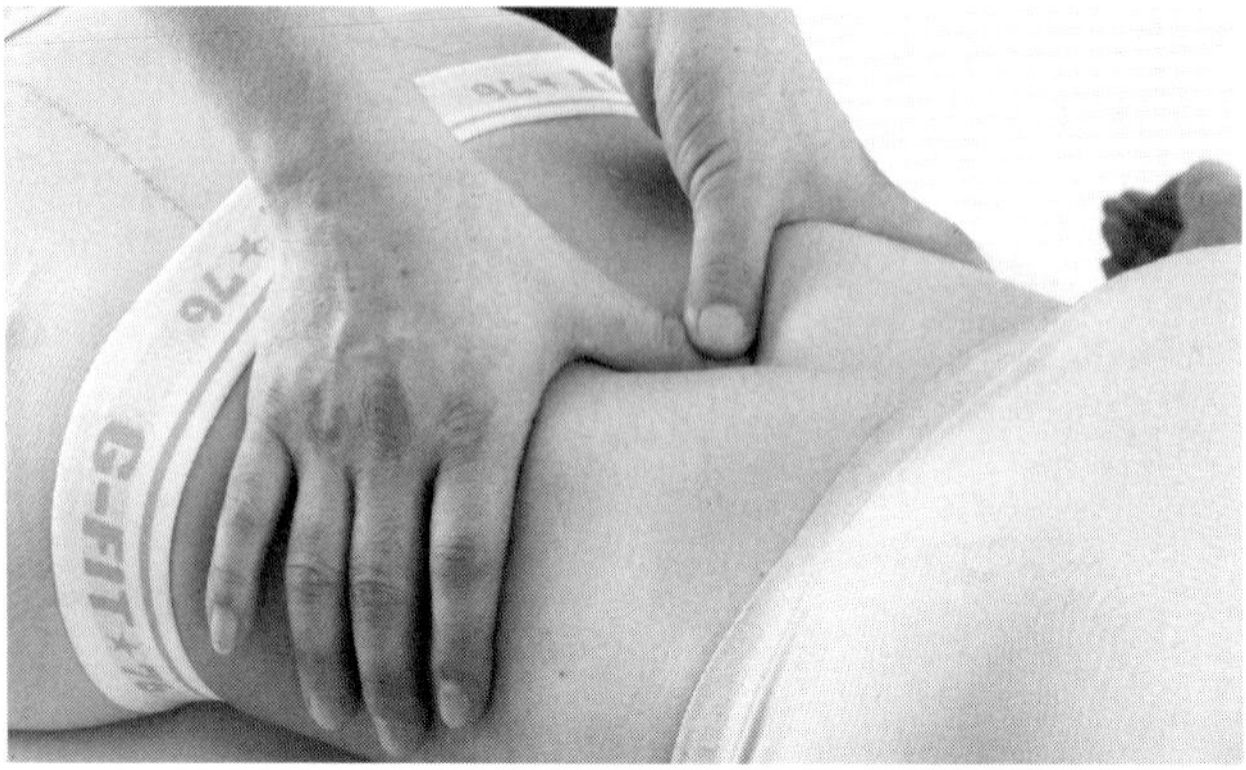

ツボを押さえる鍼灸師

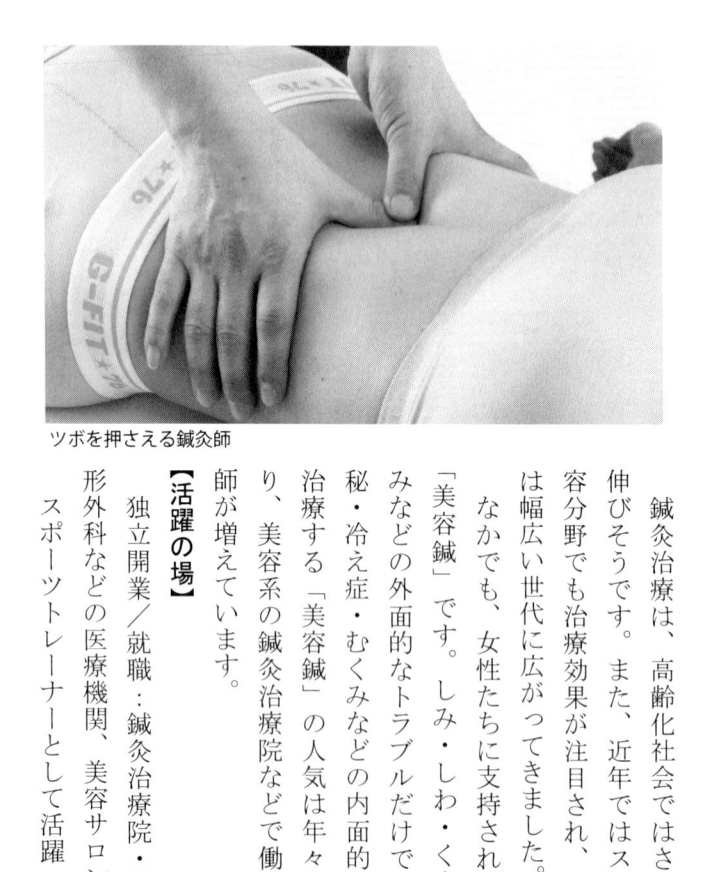

鍼灸治療は、高齢化社会ではさらに需要が伸びそうです。また、近年ではスポーツ・美容分野でも治療効果が注目され、そのニーズは幅広い世代に広がってきました。

なかでも、女性たちに支持されているのが「美容鍼」です。しみ・しわ・くすみ・たるみなどの外面的なトラブルだけではなく、便秘・冷え症・むくみなどの内面的トラブルも治療する「美容鍼」の人気は年々高まっており、美容系の鍼灸治療院などで働く女性鍼灸師が増えています。

【活躍の場】

独立開業／就職：鍼灸治療院・整骨院、整形外科などの医療機関、美容サロンなど

スポーツトレーナーとして活躍

②物理療法・運動療法で機能回復を図る理学療法士(国家資格)

【仕事の内容】

理学療法士は、身体に障害のある人の機能回復をサポートする医学的知識を有したスペシャリストです。

日頃何気なく行っている動作やダイナミックな運動を分析し、治療目標を立て、合理的なプログラム（物理療法・運動療法）から支援を図ります。

特に脳や脊髄などからの障害・スポーツ障害を含む関節疾患や心臓・呼吸疾患からの機能回復、高齢者のリハビリ（在宅訪問を含む）など、仕事の領域は多岐にわたります。高齢化の現状を考えると、老人福祉施設や高齢者向けリハビリセンターなどでは特に需要が高まりそうです。

【活躍の場】

就職：総合病院、一般病院、介護老人保健施設、デイケア・デイサービス、児童福祉施設、スポーツ関連施設など

第3章

幸せに向かって

私たちは、つねづね
こうなりたいと望んでいる
ものになれる

アール・ナイティンゲール

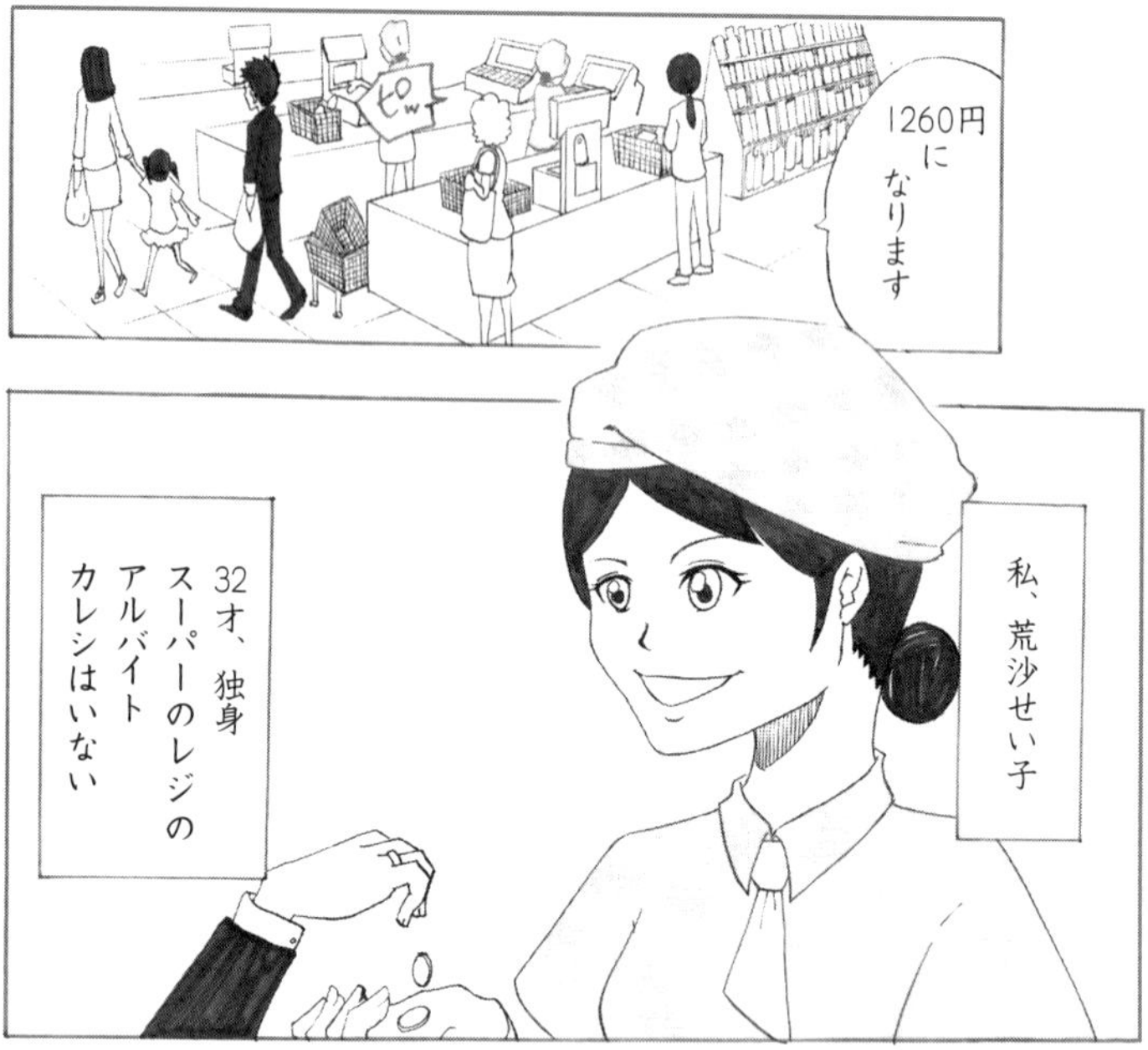

柔道整復師への道

画：秦　程

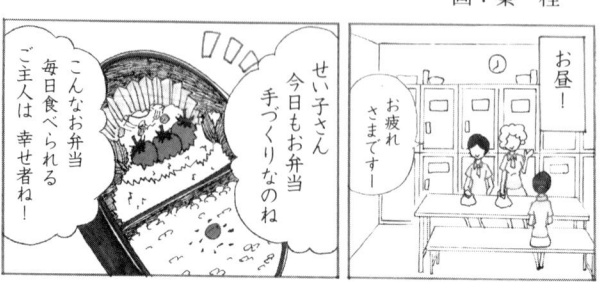

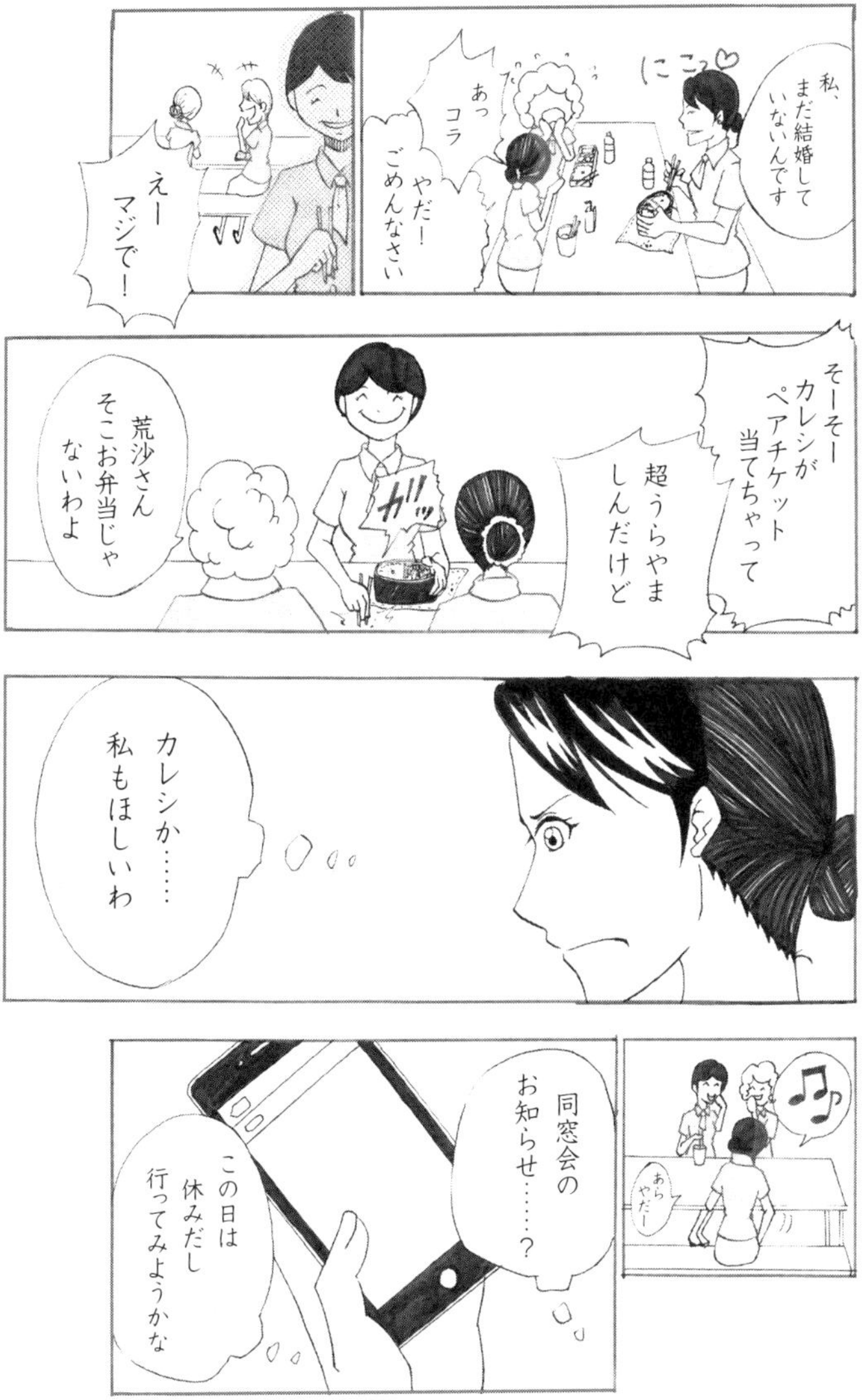
私、まだ結婚していないんです
にこっ
あっコラ
やだ!ごめんなさい
えーマジで!
そーそーカレシがペアチケット当てちゃって
超うらやましんだけど
荒沙さんそこお弁当じゃないわよ
ガッ
カレシか……私もほしいわ
あらやだー
同窓会のお知らせ……?
この日は休みだし行ってみようかな

そして同窓会……

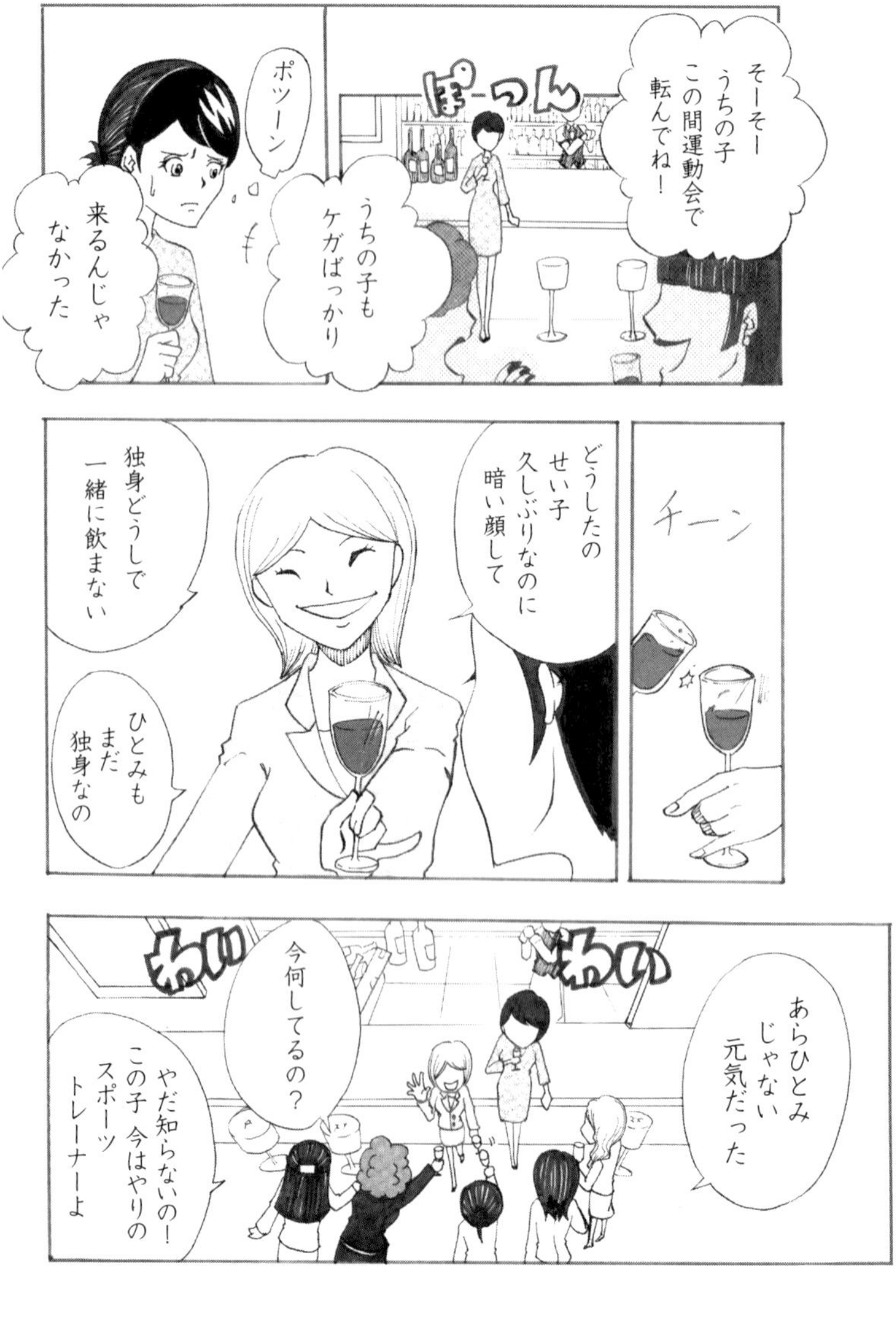
そーそー うちの子 この間運動会で 転んでね！
ぽーつん
うちの子も ケガばっかり
ポツーン
来るんじゃ なかった
チーン
どうしたの せい子 久しぶりなのに 暗い顔して
独身どうしで 一緒に飲まない
ひとみも まだ 独身なの
わいわい
わいわい
あらひとみ じゃない 元気だった
今何してるの？
やだ知らないの！ この子 今はやりの スポーツ トレーナーよ

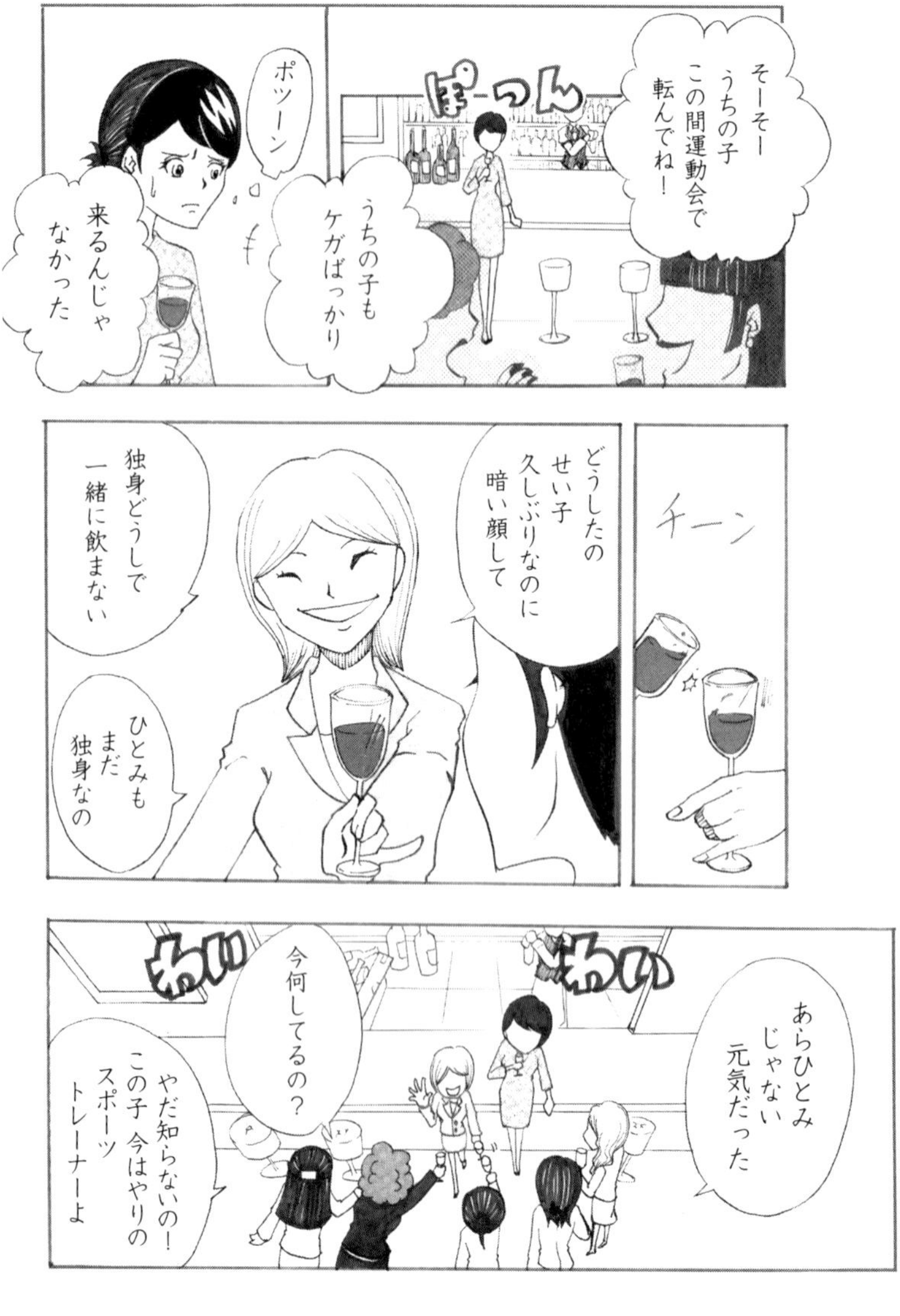

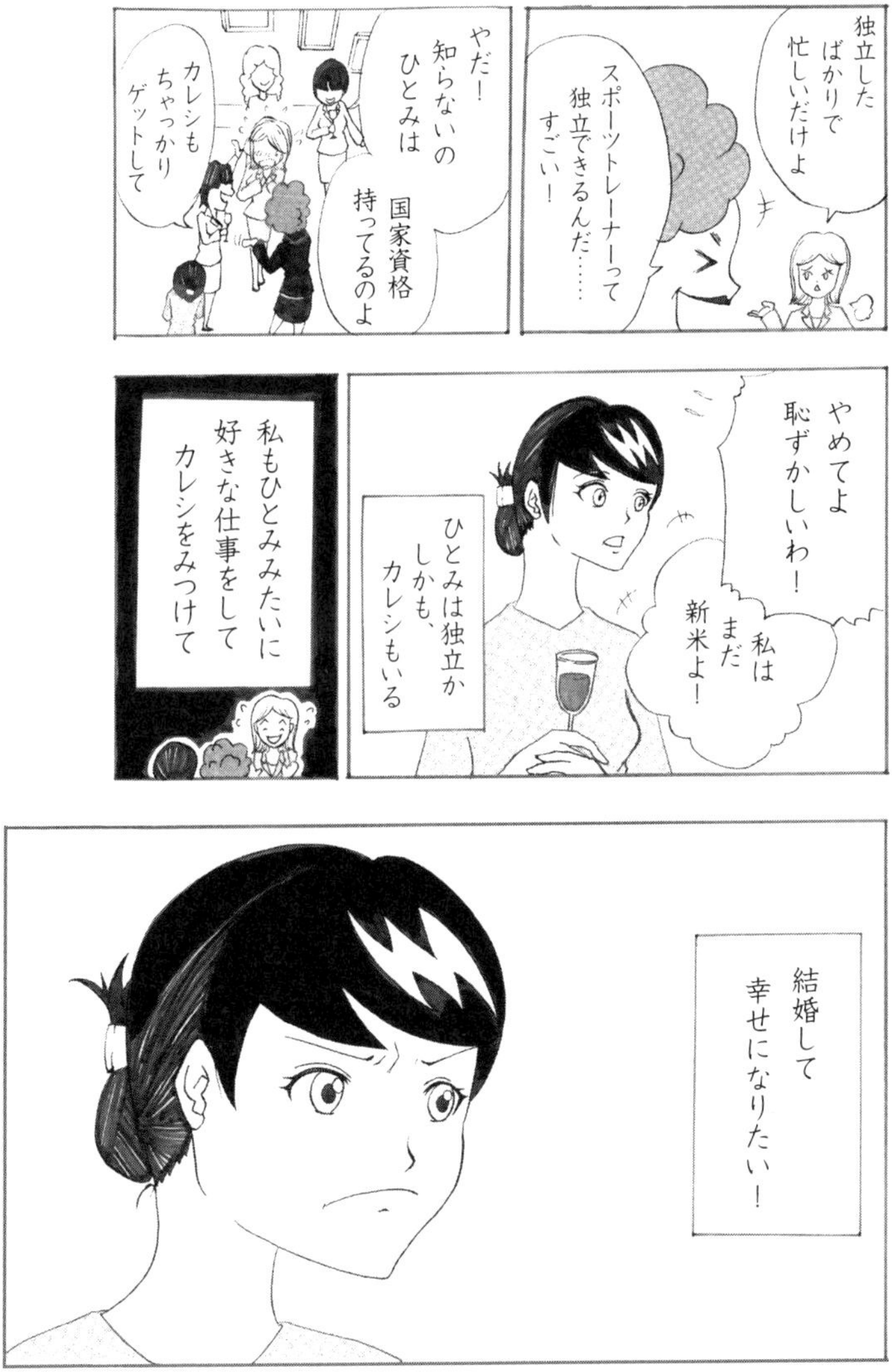
独立したばかりで忙しいだけよ
スポーツトレーナーって独立できるんだ……すごい！
やだ！知らないのひとみは国家資格持ってるのよ
カレシもちゃっかりゲットして
やめてよ恥ずかしいわ！
私はまだ新米よ！
ひとみは独立かしかも、カレシもいる
私もひとみみたいに好きな仕事をしてカレシをみつけて
結婚して幸せになりたい！

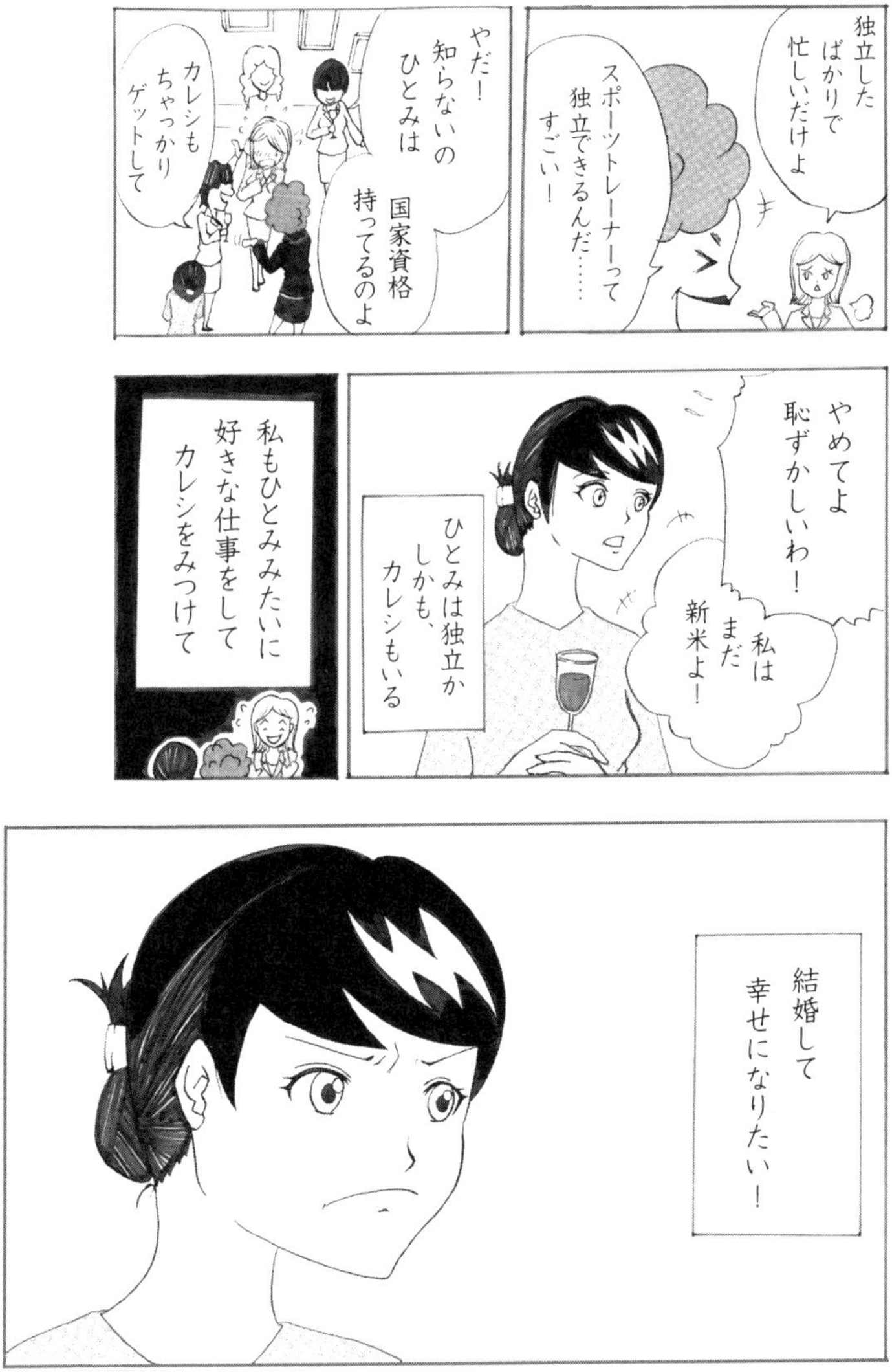

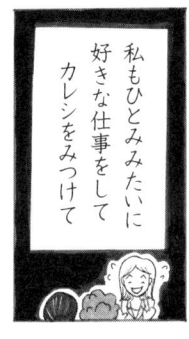

ひとみのスポーツトレーニングセンター

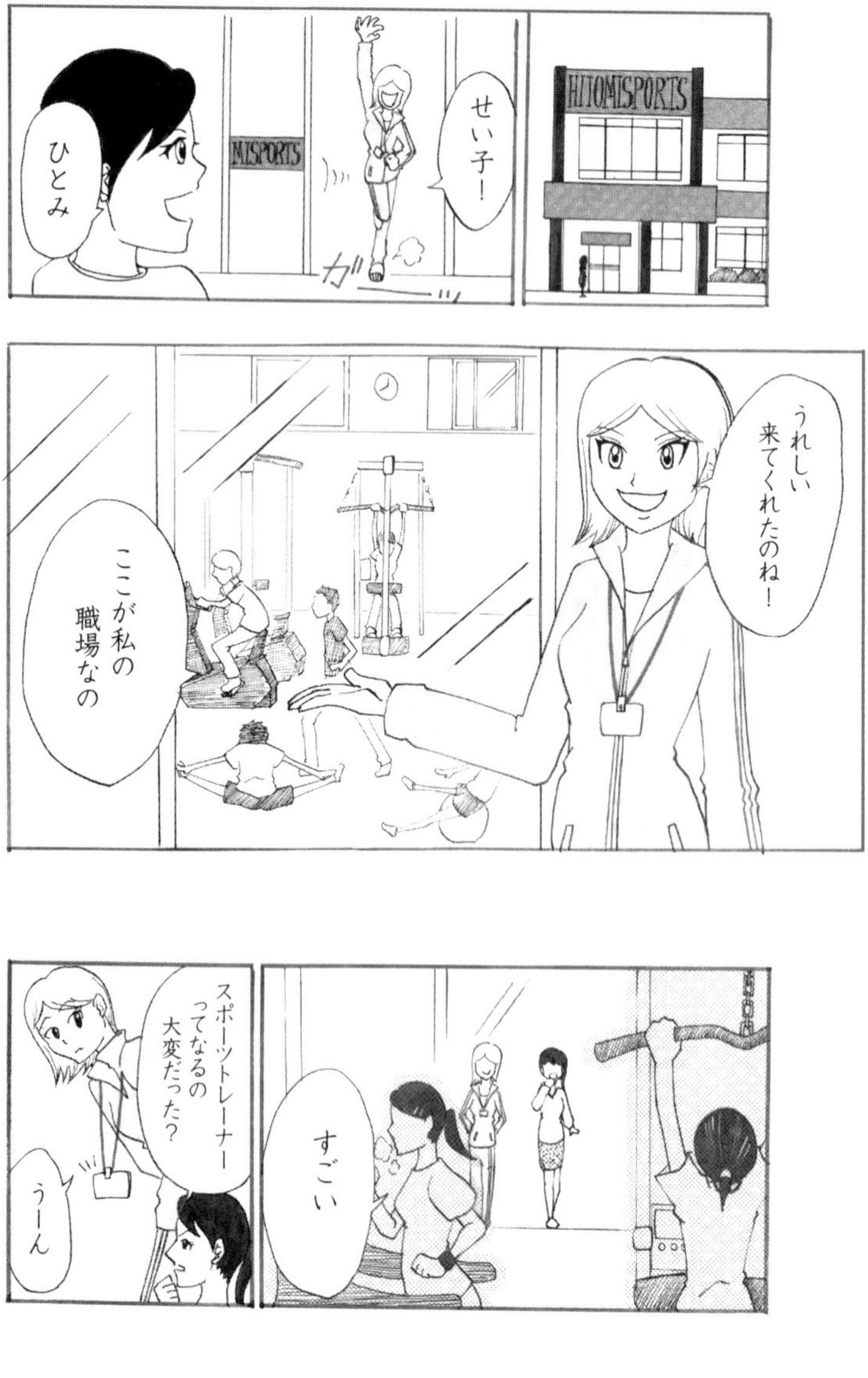
HITOMISPORTS
せい子!
ガーッ
MISPORTS
ひとみ
うれしい来てくれたのね!
ここが私の職場なの
すごい
スポーツトレーナーってなるの大変だった?
うーん

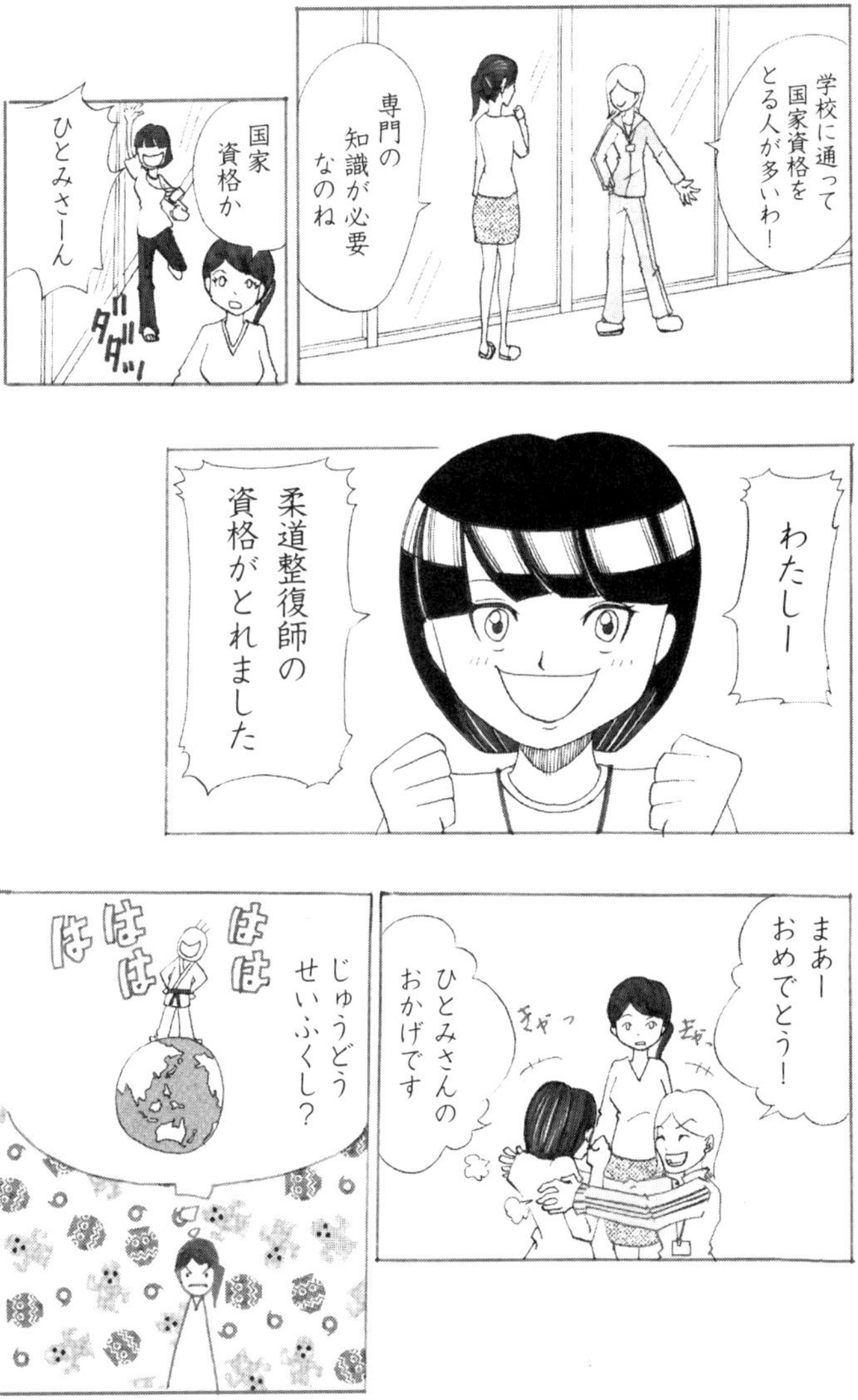
学校に通って国家資格をとる人が多いわ！
専門の知識が必要なのね
国家資格か
ひとみさーん
ダダッ！
わたしー
柔道整復師の資格がとれました
まあーおめでとう！
ひとみさんのおかげです
きゃっ
きゃっ
じゅうどうせいふくし？
ははははは

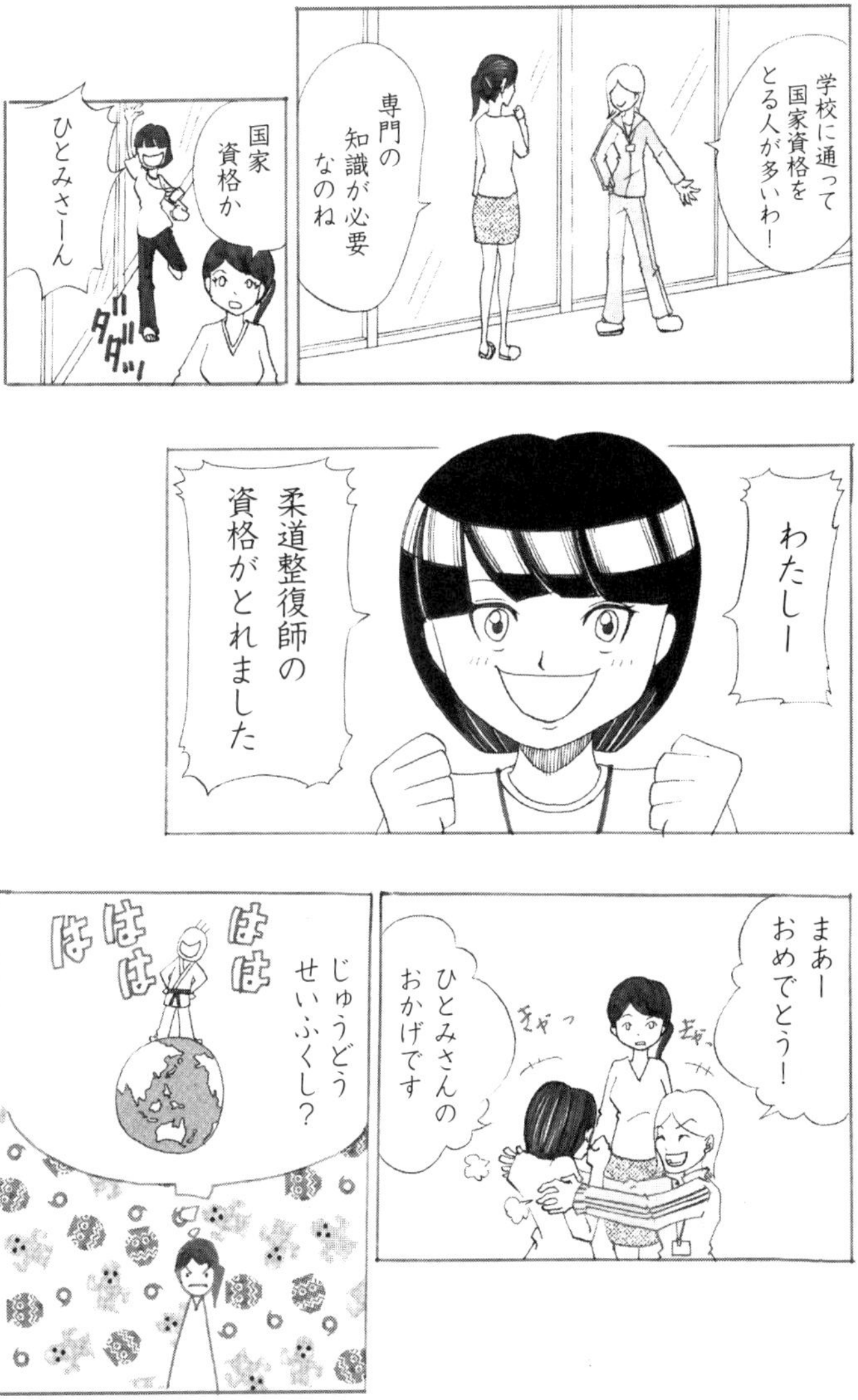

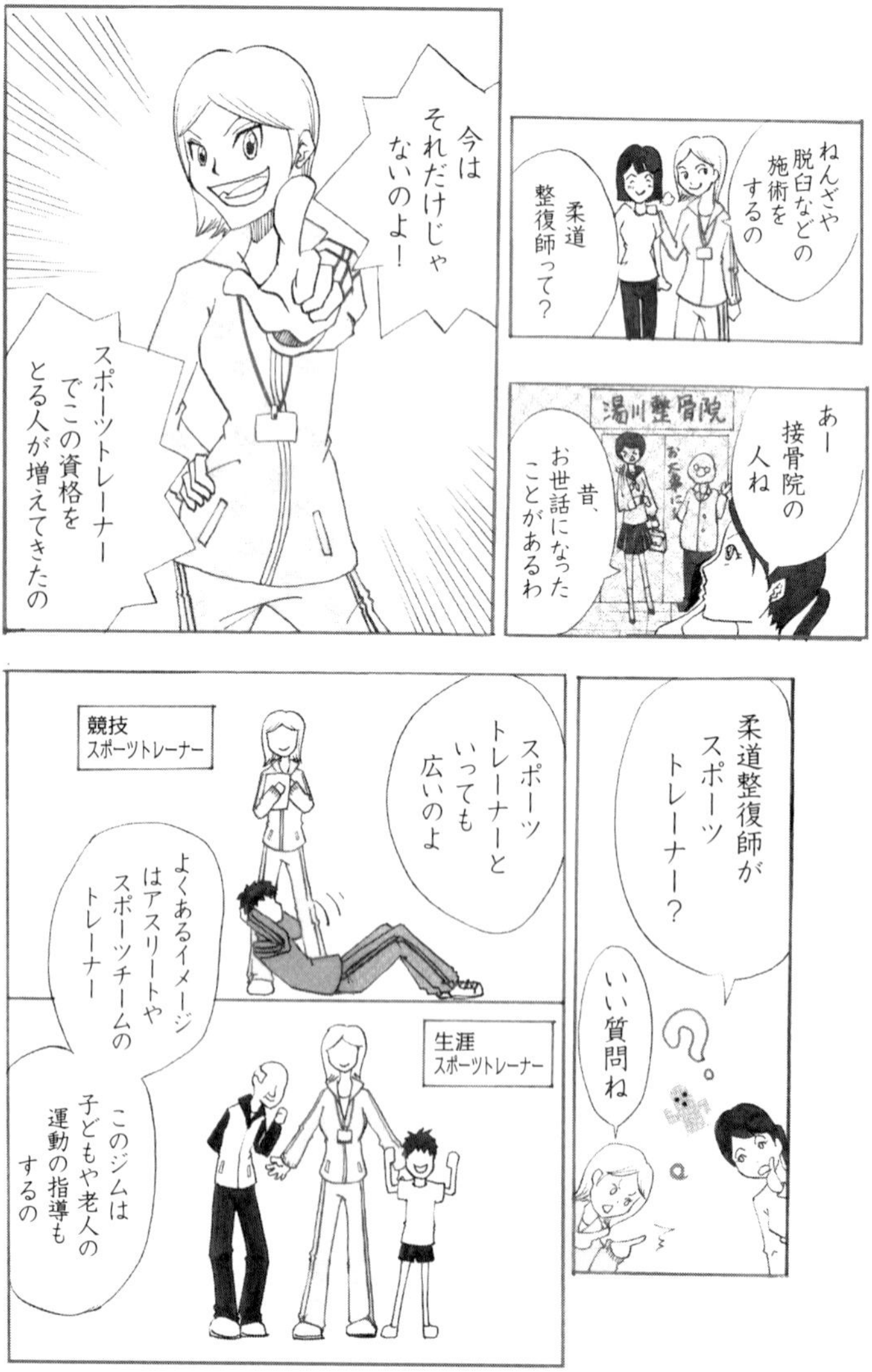
ねんざや脱臼などの施術をするの
柔道整復師って？
湯川整骨院
あー接骨院の人ね
昔、お世話になったことがあるわ
今はそれだけじゃないのよ！
スポーツトレーナーでこの資格をとる人が増えてきたの
柔道整復師がスポーツトレーナー？
いい質問ね
スポーツトレーナーといっても広いのよ
競技
スポーツトレーナー
よくあるイメージはアスリートやスポーツチームのトレーナー
生涯
スポーツトレーナー
このジムは子どもや老人の運動の指導もするの

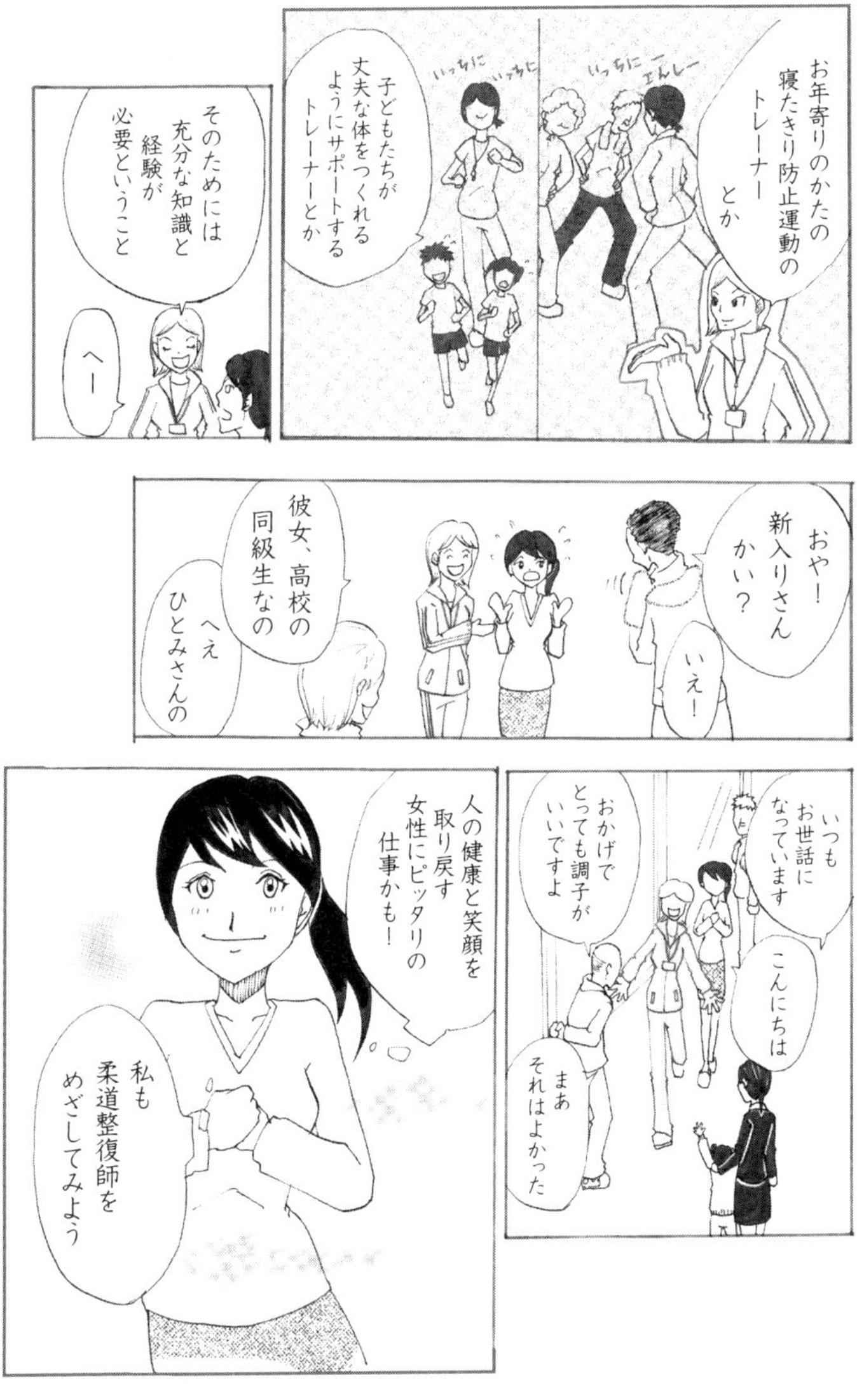
お年寄りのかたの寝たきり防止運動のトレーナーとか
いっちにー さんしー
子どもたちが丈夫な体をつくれるようにサポートするトレーナーとか
いっちに いっちに
そのためには充分な知識と経験が必要ということ
へー
おや！新入りさんかい？
いえ！
彼女、高校の同級生なの
へぇ ひとみさんの
いつもお世話になっています
おかげでとっても調子がいいですよ
こんにちは
まあそれはよかった
人の健康と笑顔を取り戻す女性にピッタリの仕事かも！
私も柔道整復師をめざしてみよう

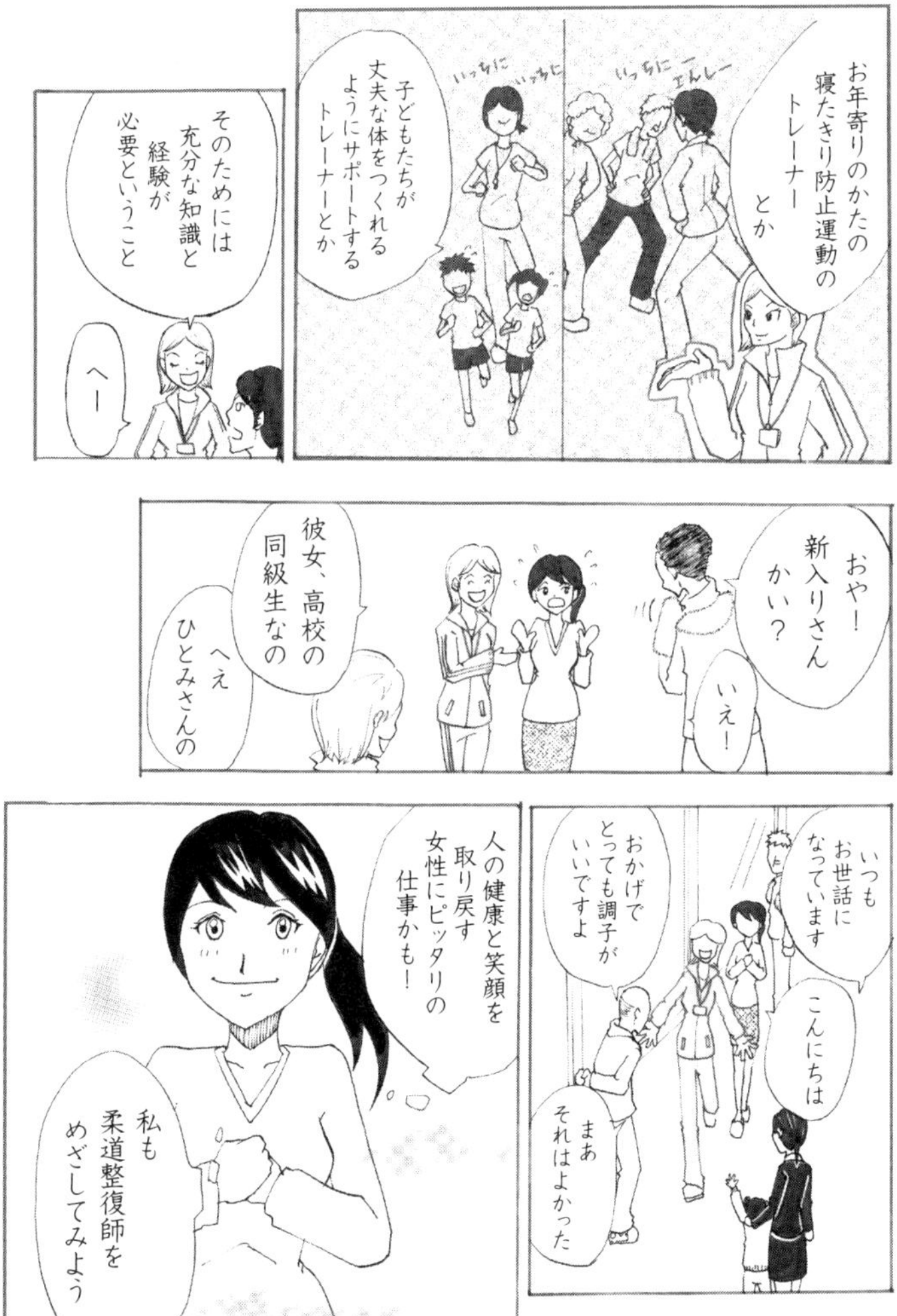

仕事に対するスタンスは、結婚後も変わらない

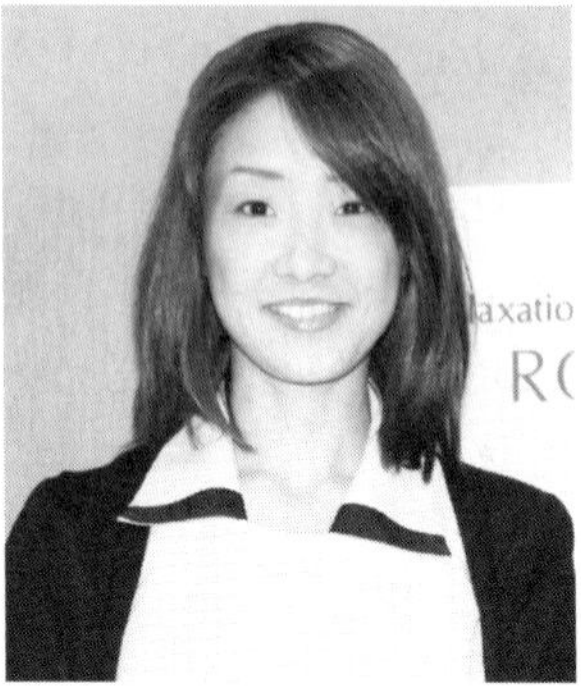

徳永多恵
柔道整復師ほか
リラクゼーション＆ビューティー
六花　経営

人を癒す仕事に魅力

高校卒業後は調理の勉強をしたのち、調理師として飲食店で働いていました。体がそれほど強いほうではなく、立ちっぱなしの仕事で疲れたときにアロママッサージを受けたんです。

そのとき、人を癒《いや》す仕事に魅力を感じ、ナショナル整体学院に入学、リラクゼーションエステの仕事に転職しました。

けれども、現在働いているお店は整骨院と一緒なので、知識の豊富な先生もお

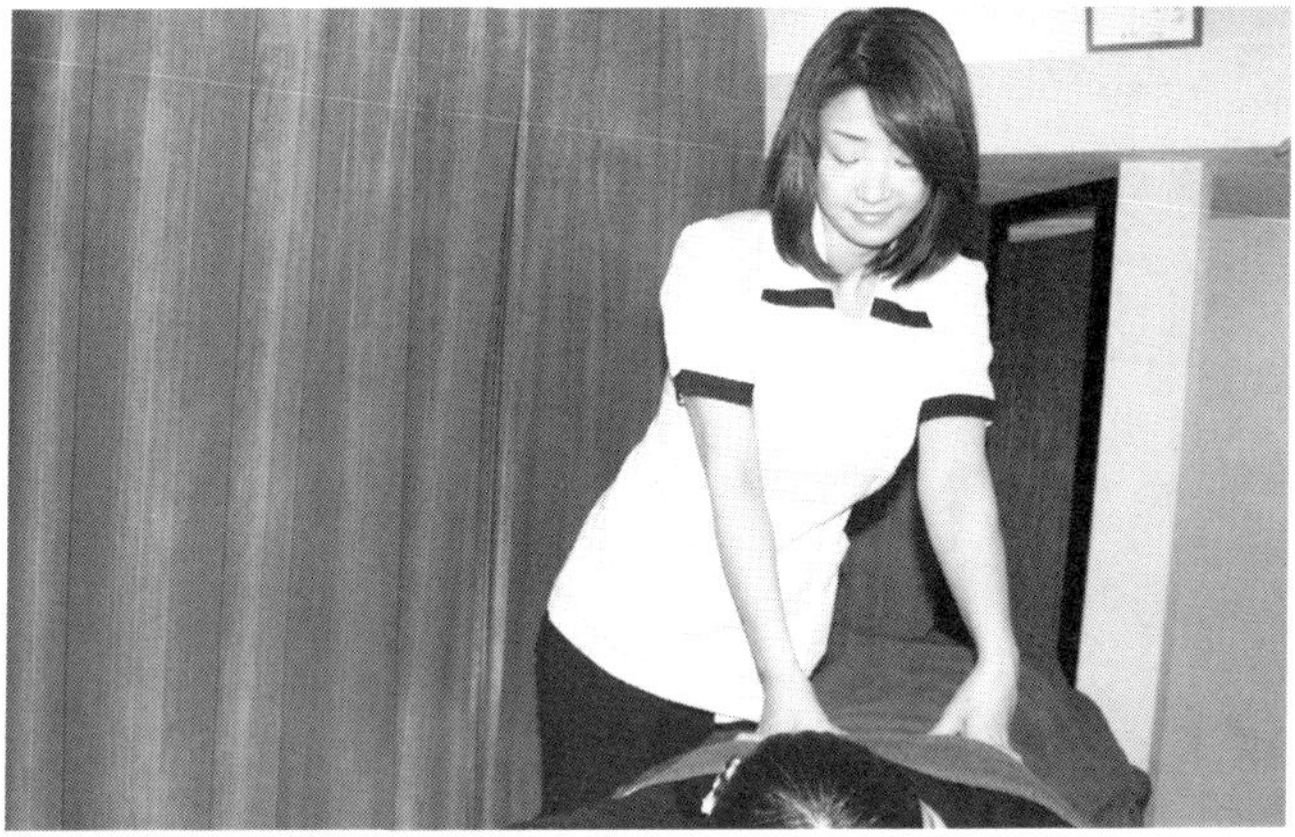

店で施術中の徳永さん

られ、仕事を続けていくうちに自分の勉強不足を感じるようになったのです。

そこで、２００９年に九州の柔道整復専門学校に社会人学生として入学しました。いざ入学してみると想像していた以上の勉強量で、在学期間の３年間はけっこう大変でした。

学校は午後1時半から3時間ほどでしたので、その前後で仕事をするようにしていましたが、職場のスタッフにもずいぶん協力してもらいました。

働きながらの資格取得は人によってはハードなので、まずは自分の体の管理からだと思います。

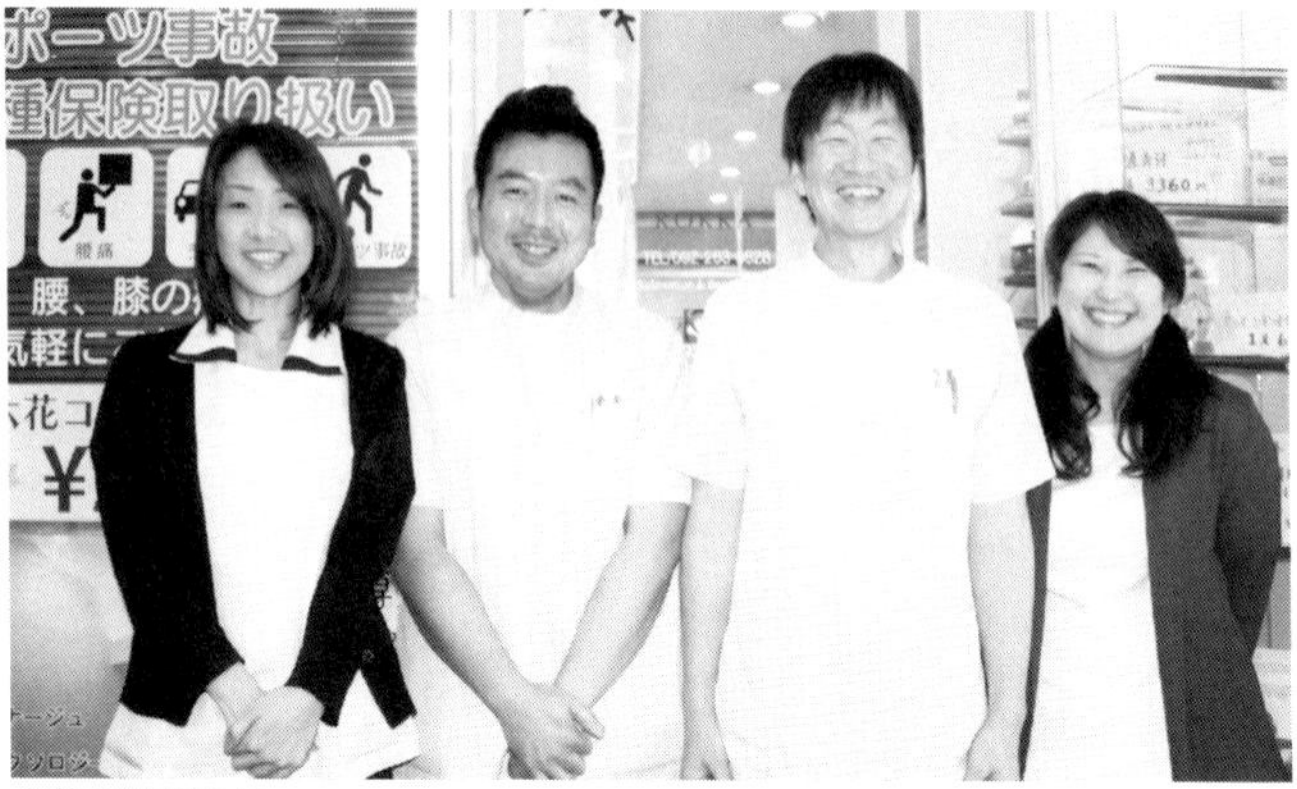

六花の仲間たち

お客様からの質問にもスムーズに対応

２０１２年に学校を卒業し、念願だった柔道整復師の資格を取得。専門的知識が広がったおかげで、お客様からの質問にもスムーズに答えられるようになりました。

たとえば、リラクゼーションのお客様が体の不調を訴えたときにも、いろいろな病気の可能性を考え、「どうやったら治るのか」と解決策と関連させて対応できるようになったのは大きな進歩だと思います。

お客様はその時々によって状態が違いますから、常に私たちが提供できる精一杯の力を出して対応することを心がけています。

「自立した女性」を望む彼と結婚

実は、昨年の末（２０１２年）に結婚したばかりです。もちろん、結婚後も仕事は続けています。

「仕事で活躍している、自立した女性がいい」と言ってくれた彼は、普通のサラリーマンです。

大企業が突然倒産したりするご時世ですから、先のことはわかりません。今の時代、共働きのほうが安心だと彼も私も思っています。

家事はお互いに協力してやっていますから、結婚後も仕事に対するスタンスはまったく変わりません。

現在、お店のスタッフは6名。それぞれの個性を尊重しつつ、みんなが同じ方向に向かっていくためには、お互いの思いやりが大切だと感じています。

目標は、多店舗展開して、お店をもっと大きくしていくことです。

お客様もスタッフも常に楽しんでいられる環境を作っていけたらうれしいです。

同時に、やりがいのある仕事で頑張っている私を、これからも彼に見てもらいたいと思っています。

【資格も結婚も手にした30代の生き方】

「もともと体は丈夫なほうではなかったんです」と語る徳永多恵さんは、お店を切り盛りしながら国家資格を取得し、彼とも見事にゴールインしました。

彼女がこれだけ頑張れたのは、自分の生活や興味の延長線上に、やりがいや目標が持てる今の仕事があったからです。

リクルートマーケティングパートナーズの調査によると、20～30代の男性の85％が「結婚後も女性に仕事を続けてほしい」と思っているのです。

しかし、生活のためにがむしゃらに仕事を続けるのは、特に女性側には精神的にも肉体的にも負担が大きいでしょう。

　まして、子どもが生まれればその負担は想像を超えるものです。

　資格取得は人生の大きな目標になり自分の一生の宝です。目標を持つと生活にハリが生まれますし、宝物はいつでもその箱を開ければ光輝きます。

　そして、自分の存在価値を再認識することで何事にも意欲的に取り組めば、徳永さんのように公私ともに充実した結果が得られるはずです。

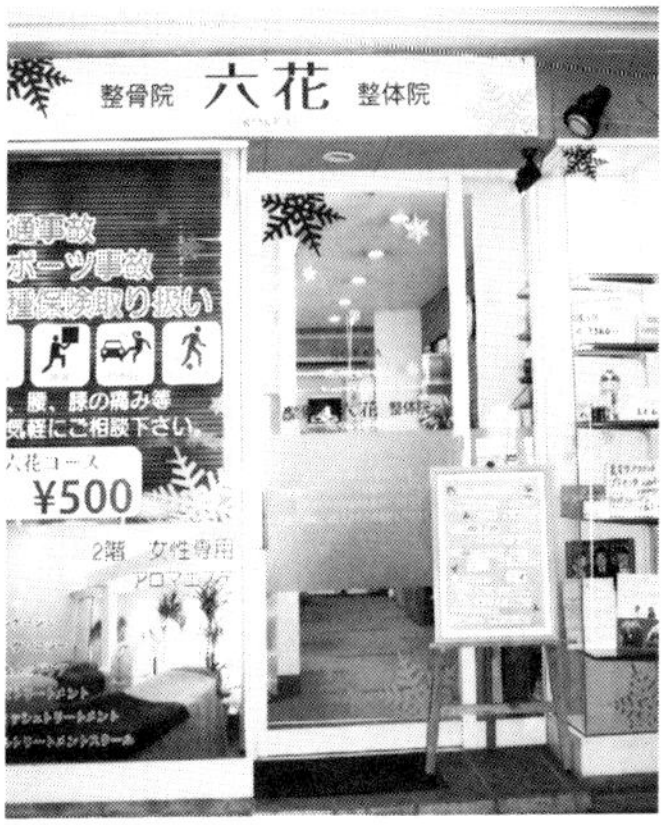

リラクゼーション&ビューティー　六花
アットホームで落ち着いた雰囲気の店。２階はアロマオイルを使用したり、トリートメントを行うので、香りが店に漂い、心身ともにリラックスできます。
所在地　福岡市博多区上川端４－202
☎092－263－8828
HP http//www.mns-group.co.jp/rokka

＜プロフィール＞

徳永多恵（とくながたえ）
高校を卒業後エステ勤務を経てアロマセラピストとしてリラクゼーション サロン六花の店長に就任／平成21年株式会社トゥージェイ設立。同時に柔道整復師の専門学校に入学／メディカルネットサービスのFCとしてリラクゼーション＆ビューティー 六花を経営／平成24年、柔道整復師の国家資格を取得
資格
柔道整復師・リフレクソロジスト準教職免許（NPO法人日本セラピスト協会）
オーラソーマLevel 1,2・キネシオテーピング・バストコンセルジェ
そのほか手技：スウェーデイッシュマッサージ、バリニズトレートメント／リンパドレナージュ、眼精疲労&ヘッドケア

38歳で夢を行動に変え、人生を変えた

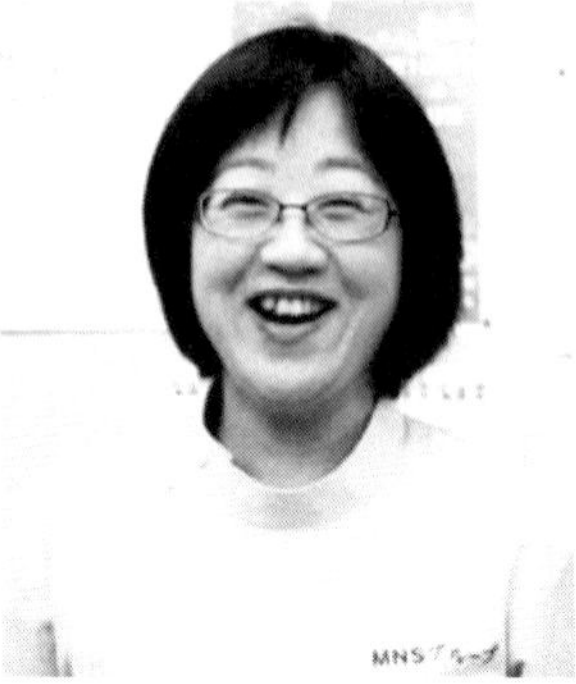

簑田のり子
柔道整復師・鍼灸師
整骨院 魚町エイム 管理者

友人たちのように、私も手に職をつけたい

高校卒業後、病院で一般事務職として働いていました。周囲の友人たちは医師、看護師、レントゲン技師、検査技師といった専門職の人たちばかりでした。彼らの働く姿を見るうち、私も手に職をつけたいと思うようになったのです。

そこで、大宮のナショナル整体学院に入学して整体師の資格を取得しました。フットケアに興味があったので、ドイツ式フットケアのポドロジースペシャリスト資格を取得し、リラクゼーション＆フットケアを提供する整骨院で整体師とし

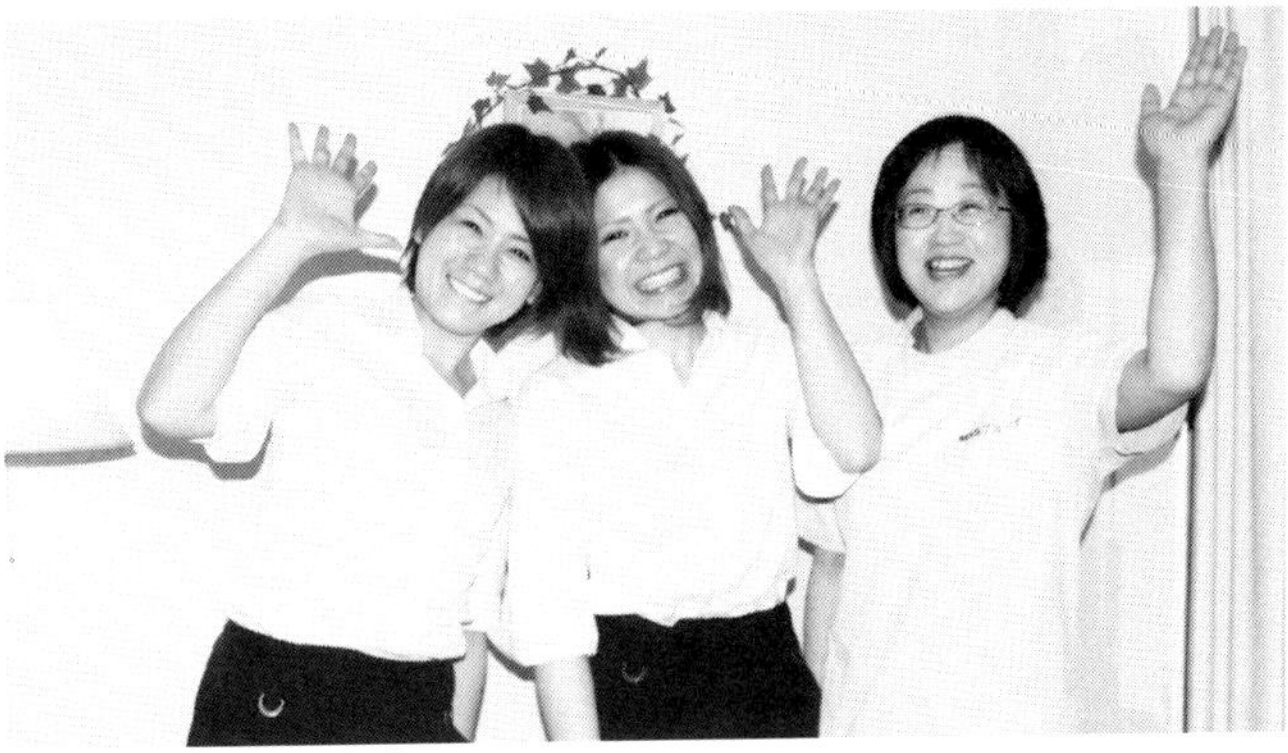

魚町エイムの仲間たち①

て働き始めました。

10年ほどキャリアを積んだとき、職場の近い場所に九州医療スポーツ専門学校が開校、柔道整復学科の夜間部であれば、仕事と両立できそうだったので入学しました。

将来、故郷の熊本に戻って親の面倒をみるつもりの私にとって、柔道整復師という国家資格は、独立開業する際に強い味方になると思ったからです。

より地域に貢献できる国家資格の重み

２００９年に九州医療スポーツ専門学校柔道整復学科に入学し、２０１２年の卒業と同時に柔道整復師の資格を取得しました。おかげで私

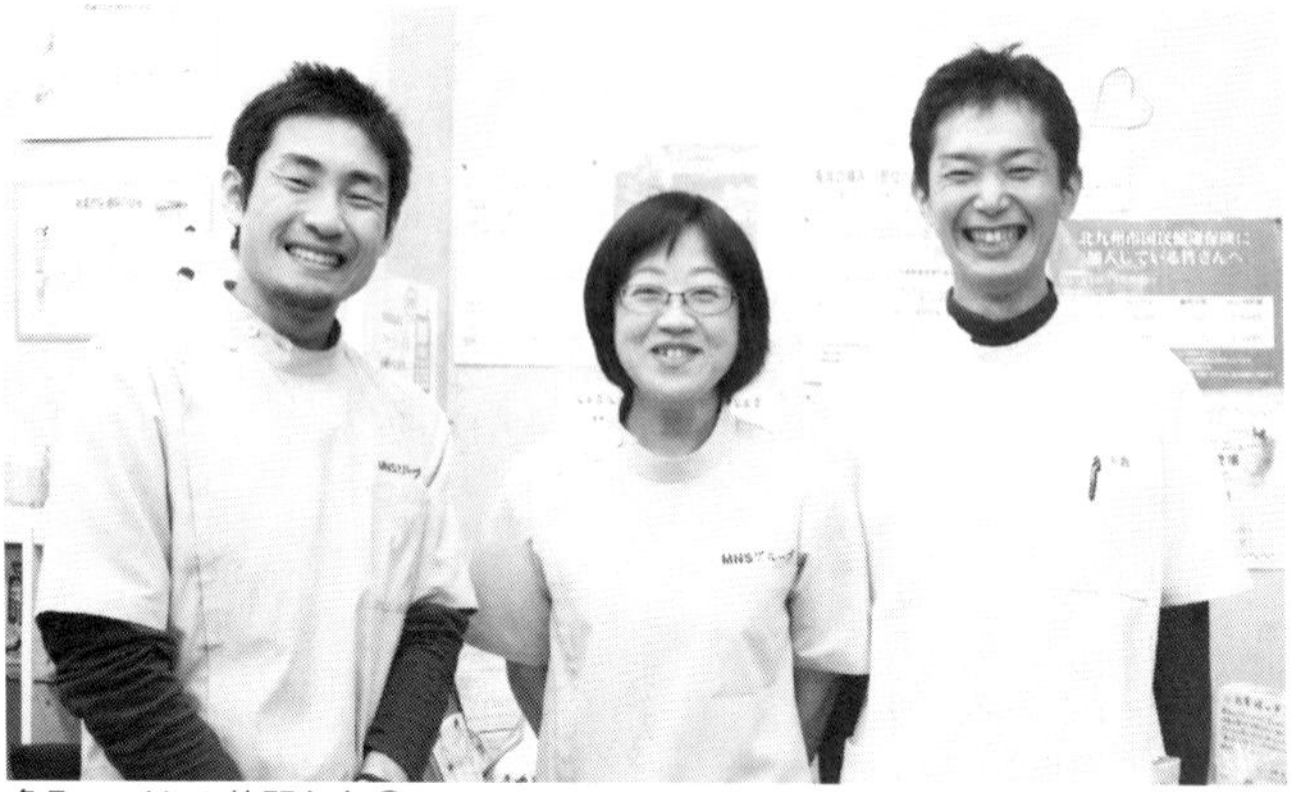

魚町エイムの仲間たち②

が働いている整骨院でも、いろいろなお客様により幅広く対応できるようになりました。

お客様のひとりに10年ほど通われている94歳の方がいらっしゃいます。

最初は足のマッサージだけでしたが、柔道整復師の資格を取得してからは保険で整骨の治療もできるようになりました。

持病があるため足のむくみとやしびれもあるので、足のオイルマッサージと合わせて整骨の治療も行っています。

日々の仕事のなかで、あらためて感じるのは柔道整復師という国家資格の重みです。おかげさまで、地域の皆様に貢献できる要素がたくさんできました。

目標を持てば生き方が変わる

現在の自分を思うと、事務職のままでいた私は想像がつきません。もちろん人それぞれの生き方でいいと思いますが、目標を持てばその達成のために行動が変わります。そして、目標達成の爽快感を味わったら、次の目標が生まれるのです。

そんな人生はたしかに忙しいかもしれませんが、目標を持たないよりずっとイキイキと生きられると思います。

３年前に仕事の幅を広げる為に、九州医療スポーツ専門学校鍼灸学科に再入学し、平成25年に鍼灸師資格の取得しました。

なるべく早く、お店のフランチャイズ店を作り、女性経営者として地域に貢献していくつもりです。いずれは故郷に帰って店を持つのが夢ですが、38歳で柔道整復師にチャレンジし、夢を行動に変えてから人生が変わりました。

【仕事と個人のバランスがとれた40代の生き方】

確かな技術と気さくな人柄で、お客様からもスタッフからも頼りにされている簑田のり子さんにはこれまで２回の転機がありました。

１回目は30代を前に、整体師を目指したときです。２回目は、40代を前に柔道整復師資格の挑戦を決めたときでした。

38歳での決意を後押ししたのは、いずれは自分が面倒をみようと思っている親の存在だったといいます。

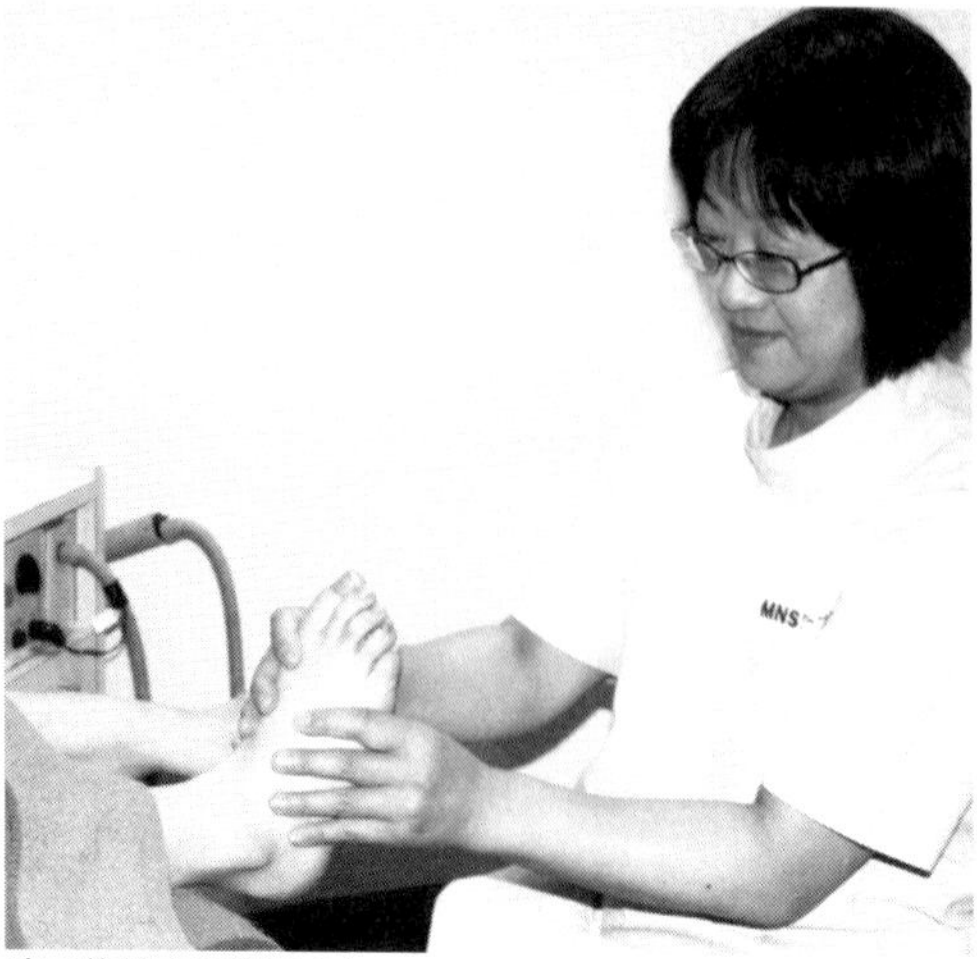

店で施術中の簑田さん

高校時代から家を離れ寮生活をおくっていた簑田さんにとって、故郷や親の存在は人一倍大きかったのでしょう。

「資格があれば、どこにいても自立できます。これからの自分の人生を考えたとき、手に職をつけて本当によかった」と自信を持って語っていました。

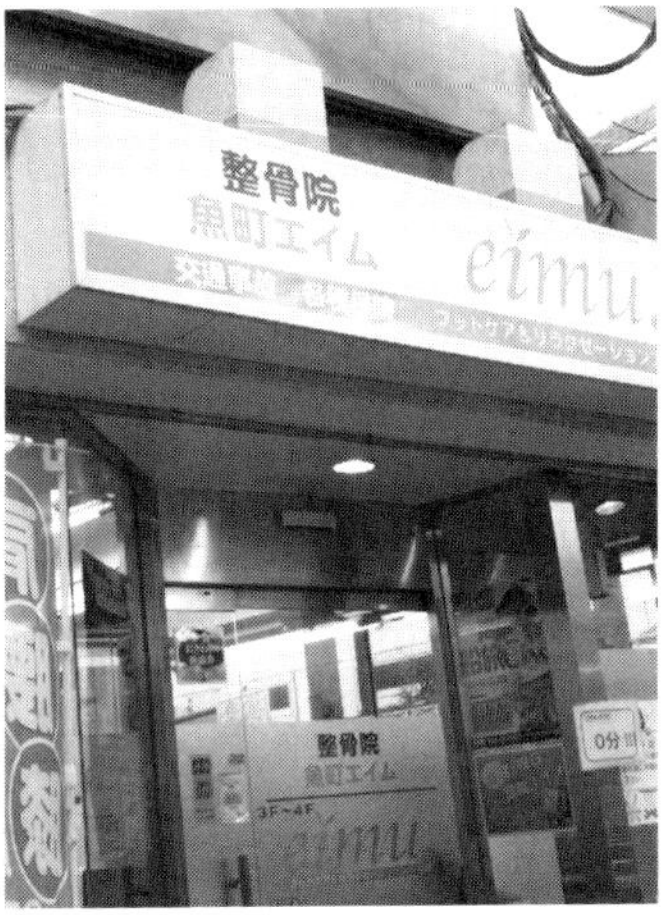

整骨院 魚町エイム

１人でも多くの方の笑顔と満足を求め、ケア（癒し）やキュア（治療）を提供する店。
心のこもった手技を提供します。

所在地　北九州市小倉北区魚町３－１－６
☎093－521－3536

＜プロフィール＞

簑田のり子（みのだのりこ）

高校卒業後、埼玉県の病院で医療事務にて就業中にナショナル整体学院大宮校に入学
卒業後、関連整骨院・リラクゼーションサロンにて勤務
ナショナル整体医学院 福岡校に1年間勤務の後、平成11年10月 湯川整骨院 門司港レトロ院（現在：レトロ院）整体師として就職、平成12年10月 パーフェクトウォーク リラクゼーション＆ フットケア部門、平成14年5月 リラクゼーション＆フットケア 魚町エイム店オープン

資格

平成12年4月 ドイツ式フットケア ポドロジースペシャリスト取得
平成24年3月 柔道整復師取得
平成25年の鍼灸師国家資格取得

勉強すればするほど、仕事も人生も面白くなる

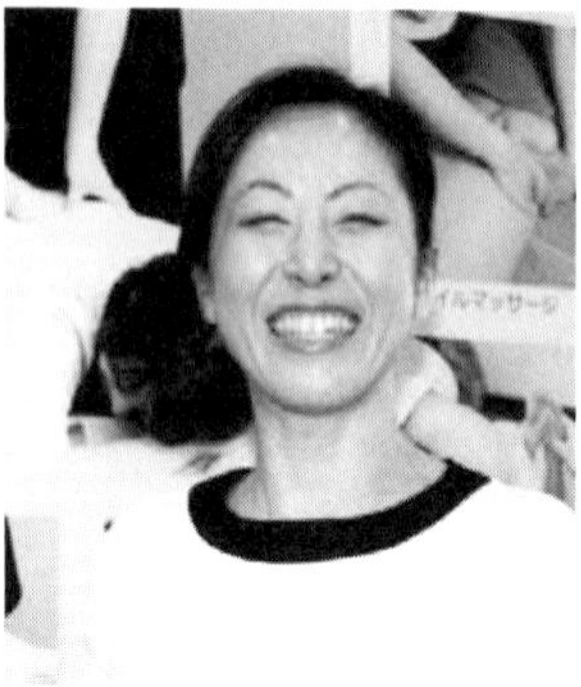

迎　祐子
鍼灸師
整骨院・リラクゼーション
チャチャエイム 勤務

人を癒すには知識が必要

大学に進学したものの中退し、故郷に戻って居酒屋やコンビニでアルバイトをしていたとき、リラクゼーションのお店のスタッフ募集に応募し、この業界で働くようになりました。

無資格でもできるお店だったので、お客様に対して禁忌事項も多く、私自身も専門的な知識がなかったため、十分な対応ができないことに不安を感じていました。

知識がないと、お客様に質問されてもきちんと答えられないし、自分の仕事に

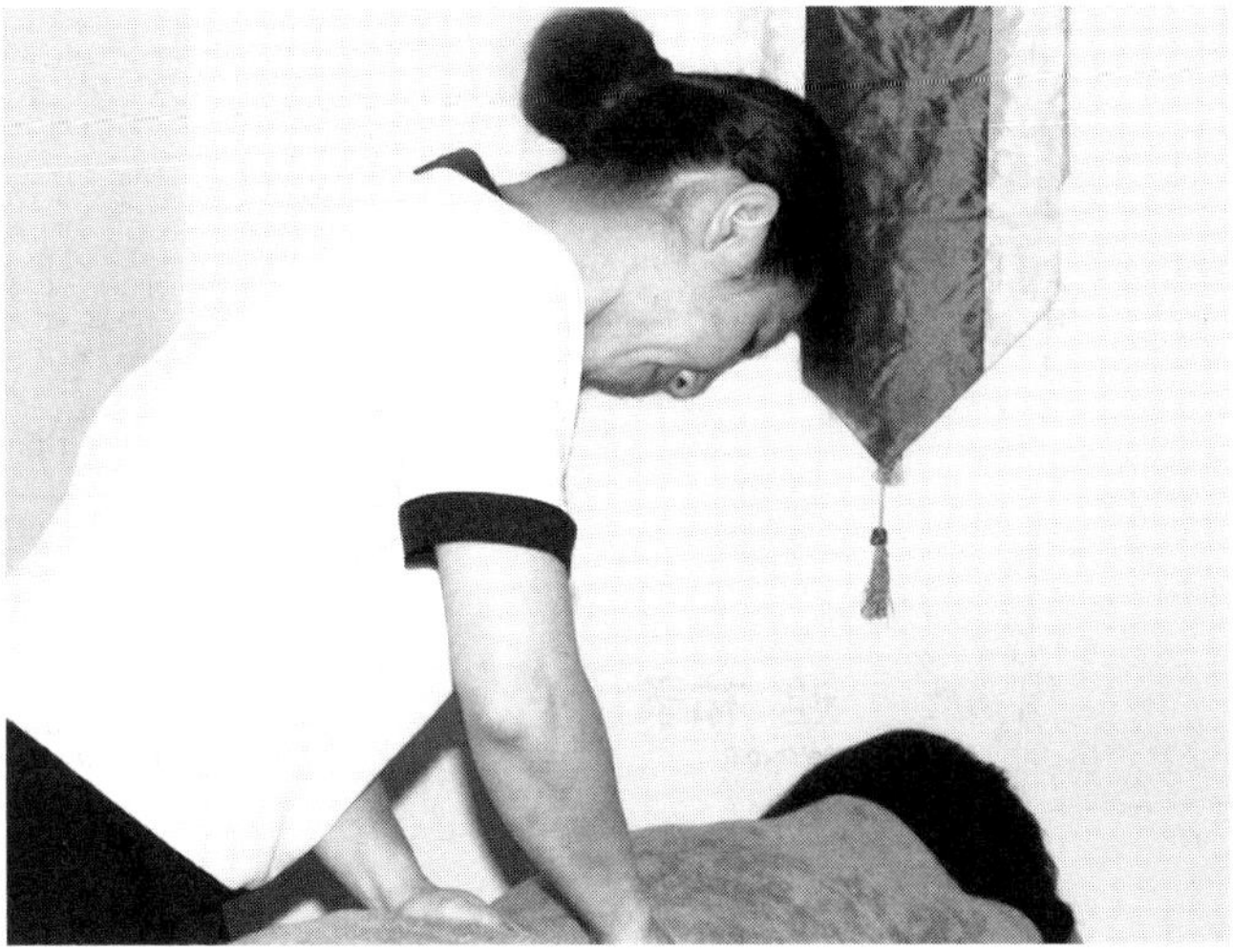

チャチャエイムで施術中の迎さん

責任も持てません。

癒す仕事も、知識がなければ人を癒すことはできないと思っていました。

そんな折、当時お付き合いをしていた人が柔道整復師で、一緒に整骨院を開こうかという話になったのです。「彼が柔道整復師なら、私は鍼灸師の国家資格を取ろう」と、九州医療スポーツ専門学校鍼灸学科に入学しました。

学問と実務がリンクする面白さ

整骨院で働きながら、九州医療ス

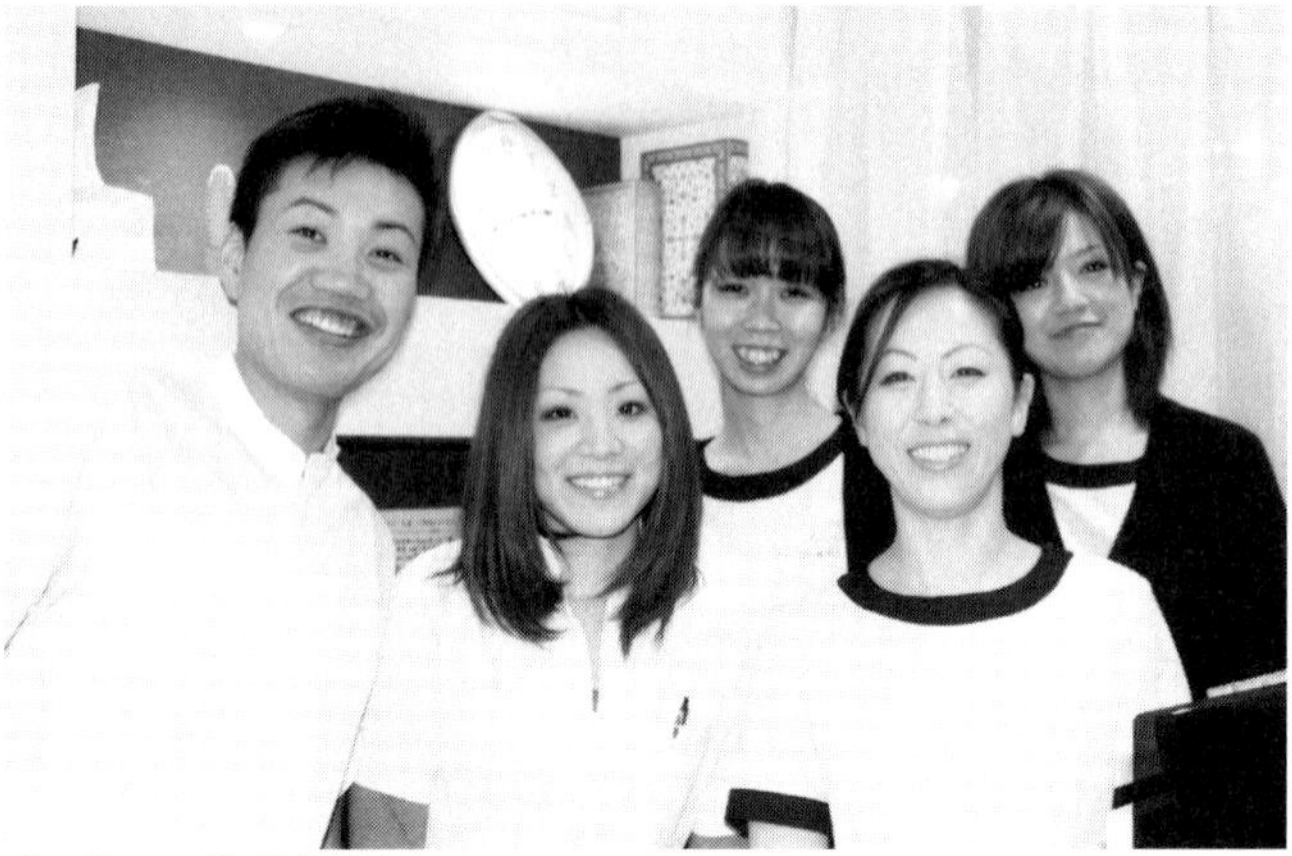

チャチャエイムの仲間たち

ポーツ専門学校に入学、鍼灸師の資格を取得しました。久しぶりの学生生活は、活字で学ぶことが得意ではない私には最初は辛く、軌道にのるまでは大変でした。しかし、鍼灸師の国家試験が迫って勉強に正面から向き合うと、授業が楽しくなったのです。

　働いている整骨院の社長もよく東洋医学の話をするのですが、以前はよく理解できなくて…。それが最近は「なるほど」と共感できるようになりました。

　学問と実務がリンクし、仕事もずっと面白くなりました。

　鍼灸治療は、人を癒すだけではく、治

すことができます。

一生懸命勉強したことが、皆さんのお役に立てることはうれしいことです。鍼灸師の資格を取ったので、お店に鍼灸のメニューを追加したいと思っています。鍼灸の勉強で身につけたことは、整体のメニューにも応用できます。お客様にはもちろん、まわりのスタッフたちにも伝えたいことがたくさん増えました。以前より自分の技術や知識に自信を持って、周囲に接することができるようになったのです。

仕事も結婚も、さらに前向きに

できたら5年後、遅くても10年後には独立開業したいと思っています。仕事が終えると、夫がご飯を作って待っていてくれるのが理想です(笑)。

働きながら学校に通っているうちに、人と接して生きるすばらしさを再び実感しました。自分の生き方に納得できるから、純粋ないい恋愛ができるように思えてきました。

今は仕事も勉強もとても楽しいですよ。充実した毎日を送るなかで、人生にも結婚にも前向きになれた自分を誇らしく思っています。

【結婚を視野に入れた30代の生き方】

「実は今まで付き合っていた彼とはダメになっちゃたんです」を笑い飛ばした迎祐子さんは、限られたページ数ではとても紹介できないほどいろいろな経験をしてきました。

しかし、10代、20代の苦い経験があったからこそ、しっかり前を向いて生きる現在の彼女があるように思います。

今は就職はおろか結婚も難しい時代です。家庭生活の基盤となる「収入と雇用」に関してはハードルが高くなって当然です。

けれども、自分に安定した収入があれば、相手の性格や人間性など、結婚するうえでもっと大事な点を見る余裕も生まれるのではないでしょうか。

「今の私なら純粋な恋愛ができます」と胸をはった迎さん。
精神的にも経済的にも自立した、大人の女性を感じさせる素敵な女性です。

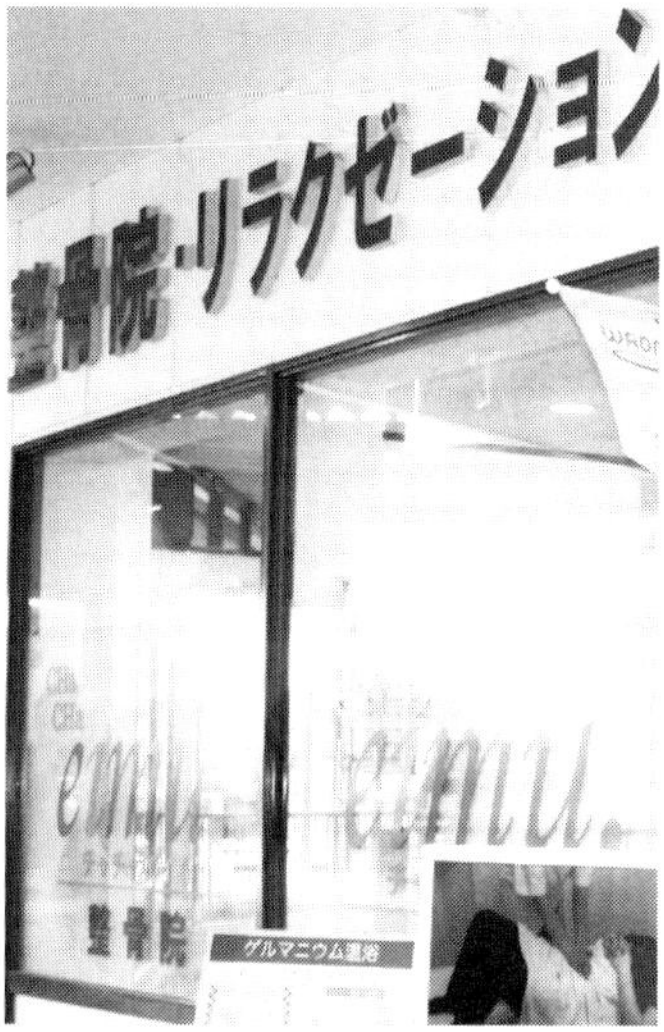

整骨院・リラクゼーション
チャチャエイム

整骨院とリラクゼーションが融合し、様々な体の悩みに応えられる店。
痛み疲労・ダイエットなどの強い味方です。

所在地　北九州市小倉北区砂津3－1－1
☎093－521－8788

＜プロフィール＞

迎　祐子（むかえゆうこ）

平成16年 リラクゼーションサロン・ラフィネに入社
平成18年 ラフィネゆめタウン佐賀店店長就任するも翌年同社を退社、東京にてマタニティケアを学びながら六本木整体院にて勤務
平成20年 メディカルネットサービスサービス株式会社に入社
同年、和整骨院徳山院の立ち上げに携わる
その後、九州医療スポーツ専門学校鍼灸科に入学
平成25年 鍼灸国家資格取得

働きながら、自分の夢に一歩一歩近づく

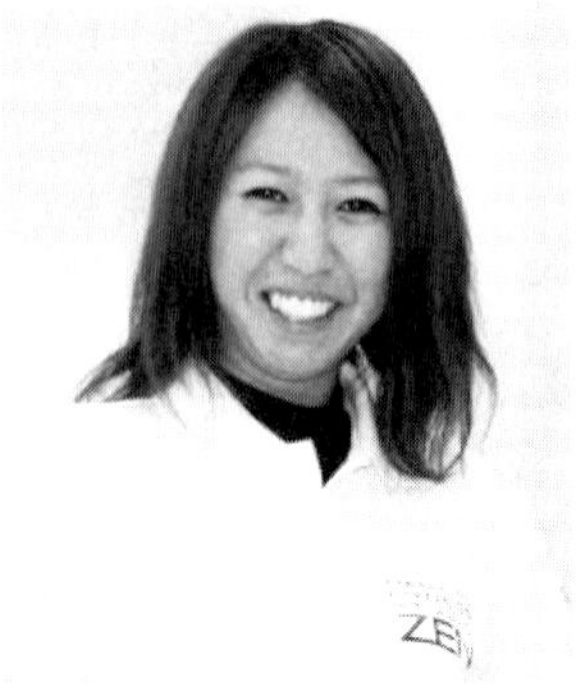

田中未史
スポーツセラピスト
グラッチャ子ども運動トレーニングセンター 勤務

高校時代の実体験がきっかけに

高校時代は陸上部に在籍し、走り高飛びに打ち込んでいました。ケガが多くて、トレーナーや整骨院の方々にはずいぶん助けていただきました。

たとえば、ケガの悪化防止や予防のためのテーピングも、自己流でやるのと専門家にやっていただくのでは、まったく違います。

「こんなふうに私もできたらいいな」と思ったことが、スポーツトレーナーとい

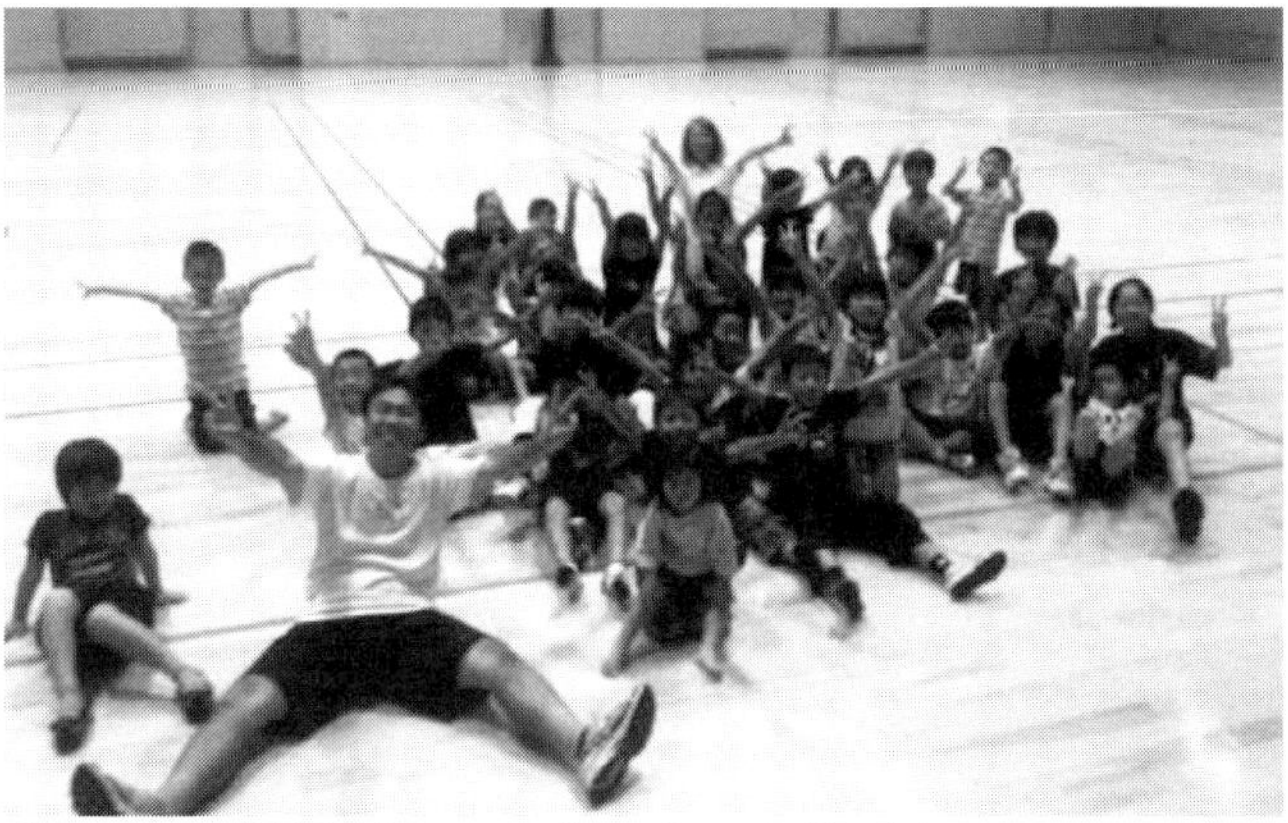

グラッチャ子ども運動トレーニングセンターの子どもたち

う仕事に興味を持ったきっかけでした。

進路を考え始めたとき、高校で九州医療スポーツ専門学校の説明会が開かれ、スポーツセラピスト学科（現・整体セラピスト学科）があることを知ったのです。学べる内容はもちろんのこと、１年で卒業できる学科で、経済面で安心できることも入学の決め手になりました。

子どもたちとふれあい、仲間とふれあう毎日

入学して専門的なことを勉強すると、テーピングの技術ひとつ取っても奥の深さを実感しました。スポーツの現場で役立つ知識や技術を身につけることができました。

和気あいあいとした授業で、質問や相談がしやすい環境で学べてよかったと思います。

卒業後は、学校の紹介で地元で関連施設の「グラッチャ子ども運動トレーニングセンター」にスポーツセラピストとして就職しました。

このセンターでは小学生から高校生までを対象に、スポーツマンとしての挨拶や礼儀を身につけてもらいながら、ケガをしない体づくりのためのトレーニング指導を行っています。

グラッチャ子ども運動トレーニングセンターの目的のひとつに「仲間への思いやりの心を育む」がありますが、これは職場のスタッフたちにも共通することです。

スタッフ同士が協力しながら子どもたちと楽しく接する毎日に、とてもやりがいを感じています。

そして、一生懸命頑張っている子どもたちと接するうちに、新しい目標が生まれました。

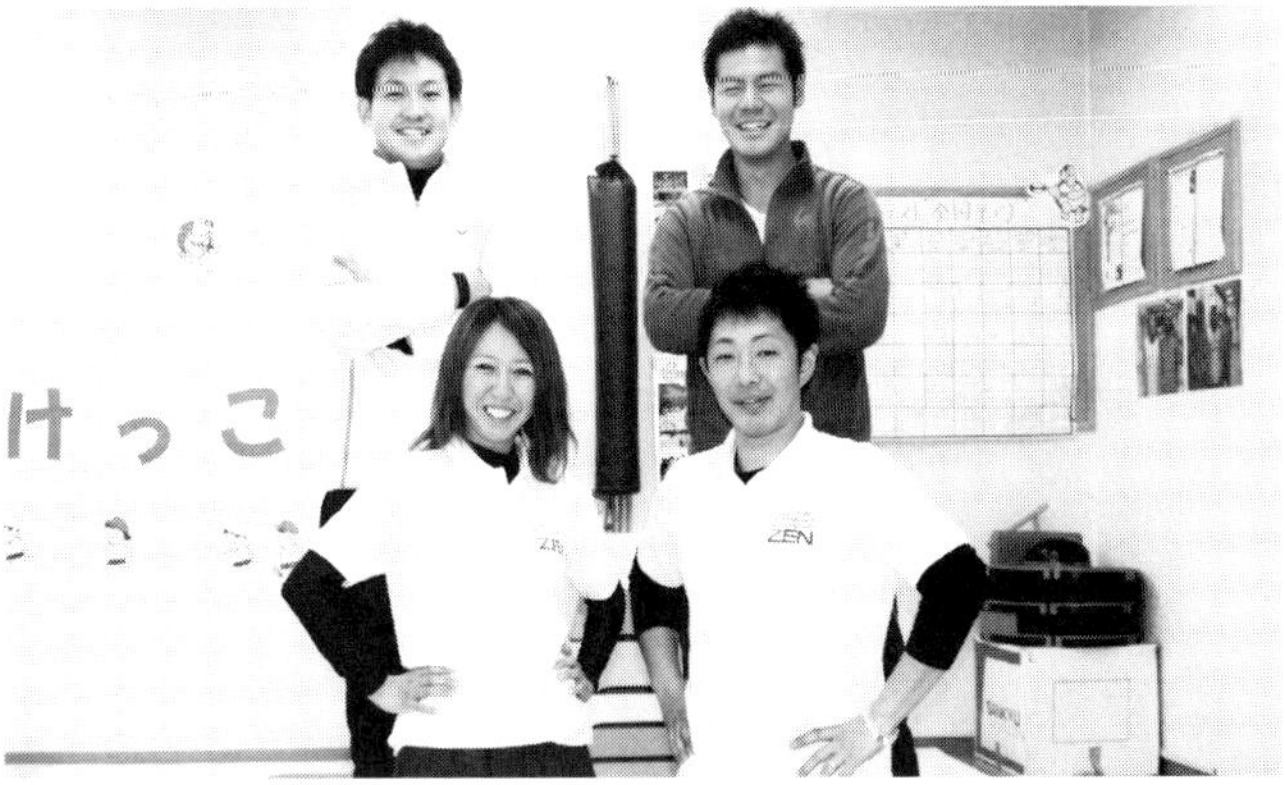

グラッチャで指導する仲間たち

夢はプロアスリートのスポーツトレーナー

今、私はスポーツセラピストとして働いていますが、将来は、より専門的な仕事でプロスポーツ選手のパフォーマンス向上に関わっていけたらと思っています。

そこで九州医療スポーツ専門学校鍼灸学科に再入学し、鍼灸師の資格を取ろうと決意しました。鍼灸施療はスポーツ分野でも注目され、プロスポーツ選手のトレーナーになるには鍼灸師の国家資格を持っているほうが断然有利だからです。

幸い、九州医療スポーツ専門学校の鍼灸学

科は午前中のみの授業です。現在の仕事をアルバイトで続けながら、資格取得の夢の実現を目指していけそうです。

【次のステップを目指す20代の生き方】

チャーミングな笑顔な田中未史さんは、見た目はごく普通の20歳《ハタチ》の女の子です。けれども、その内側には、働きながら専門学校に再入学し、国家資格取得を狙う強い意思を秘めています。

「今が楽しければいい、みたいな生き方をしている女の子も多いでしょう？」と聞くと、「まわりにもそういう子はいますよ」と屈託のない笑い声が返ってきました。

「勉強でもアルバイトでも遊びでも、自分から進んで動いてみることが大事だと思っています。思ったら、まず行動してみること。いろいろなコトやヒトに出会いながら経験を積む。その過程で、将来の自分がしっかり見えてくると思います」

20代であれば、手に職はなくても就職できるかもしれません。

けれども、10年後、20年後には厳しいのが実情でしょう。

資格取得のメリットもさることながら、若いときから次のステップを目指す彼女の生き方は、将来大きな実りにつながるはずです。

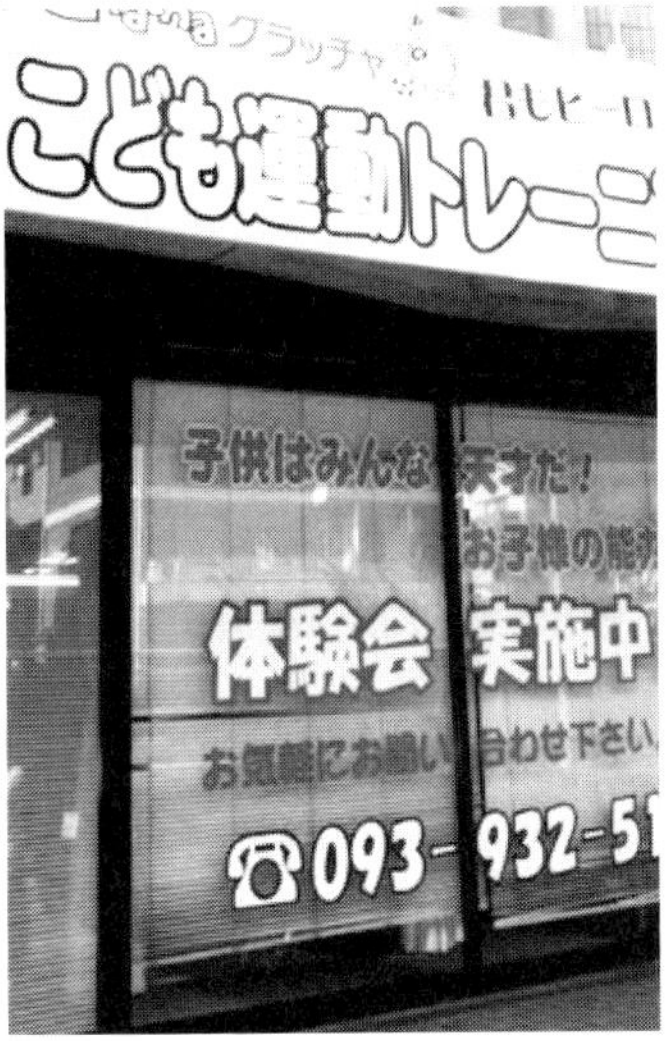

グラッチャ子ども運動トレーニングセンター
スポーツを通して、運動神経を伸ばすことや怪我をしない体をつくるのはもとより、礼儀作法を身につけ、仲間への思いやりを育むことを目的としています。
所在地　北九州市小倉区霧が丘1-11-18
アーバンKN5-106
☎093－932－5115

＜プロフィール＞

田中未史（たなかみふみ）

高校卒業後、九州医療スポーツ専門学校スポーツセラピスト学科入学、同時にメディカルネットサービス株式会社に入社
翌年スポーツセラピスト科卒業後、Gracha（グラッチャ）子ども運動トレーニングセンターに勤務
2013年九州医療スポーツ専門学校鍼灸科に入学
資格
キネシオテーピング

カンボジアの地で柔整の真髄を浸透させる

八重樫綾乃　鍼灸師
ＺＥＮ湯川整骨院
カンボジア院副院長

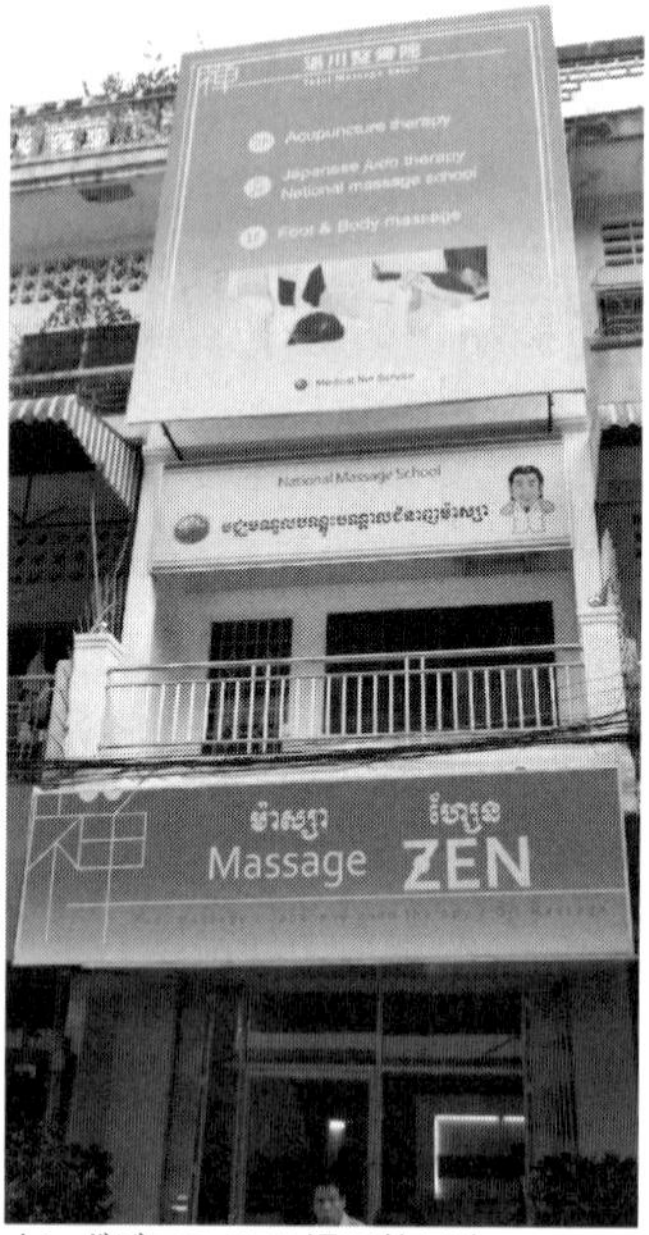

カンボジアのZEN湯川整骨院

２０１２年12月12日、カンボジアのプノンペンに「ＺＥＮ湯川整骨院」がオープンしました。

カンボジアは今だ医療の発展途上国で、病院の数も少なく通院するのにも不便な状況です。

もちろん整形外科医院もないため、骨折・脱臼・捻挫などの外傷は手当が不十分で、多くの市民は高い市販の薬に頼っているのが現状です。

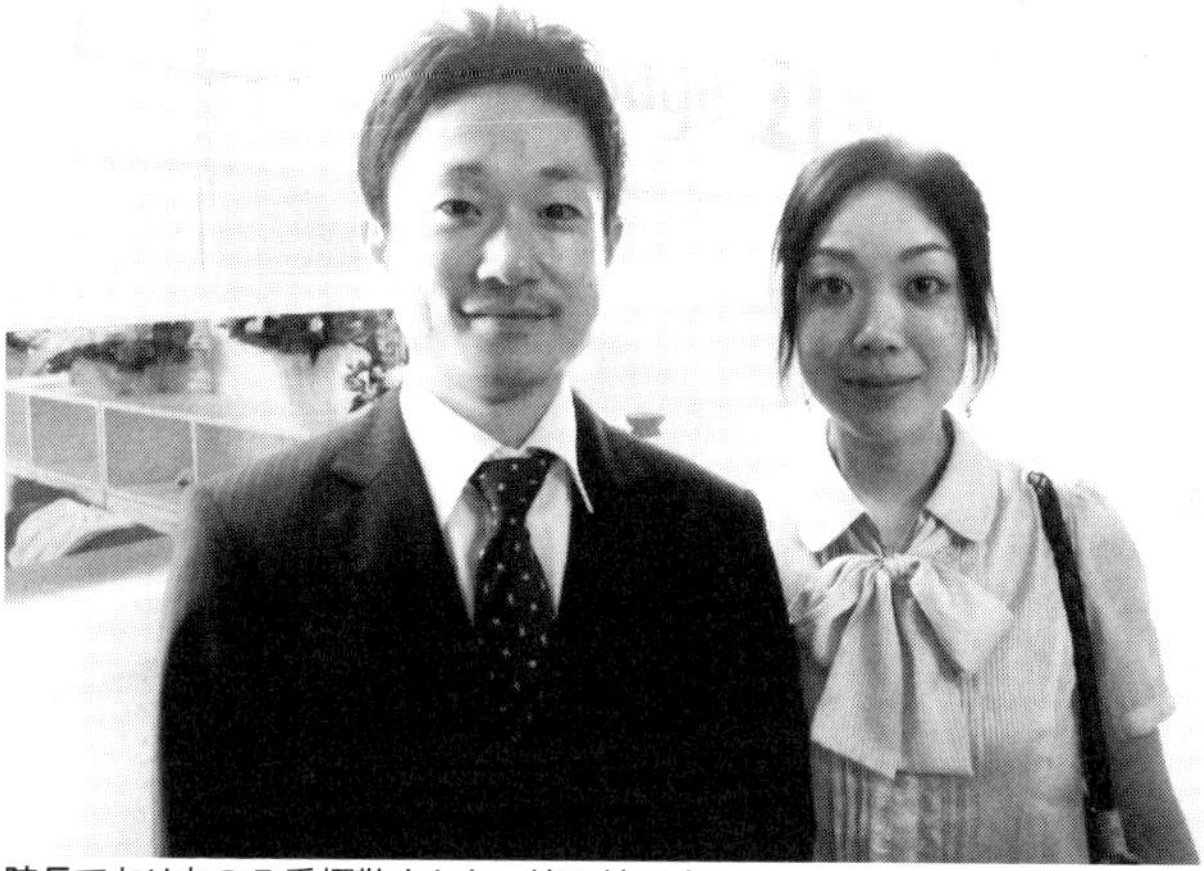

院長であり夫の八重樫敬さんと一緒の綾乃さん

「湯川整骨院」とは九州医療スポーツ専門学校水嶋理事長が、１９８７年に第１店舗として立ち上げた由緒ある整骨院の名前です。

現在のＭＮＳグループを立ち上げたときの初心に戻り、痛みを抱えている、一人でも多くのカンボジアの人々のために、柔整の療法を受けてもらい、医療費の軽減につながればという趣旨のもとに開院したのです。

この、整骨院に副院長として２０１２年10月に赴任して、オープンも無事にすませ、現在、鍼灸師として施術にあたっています。

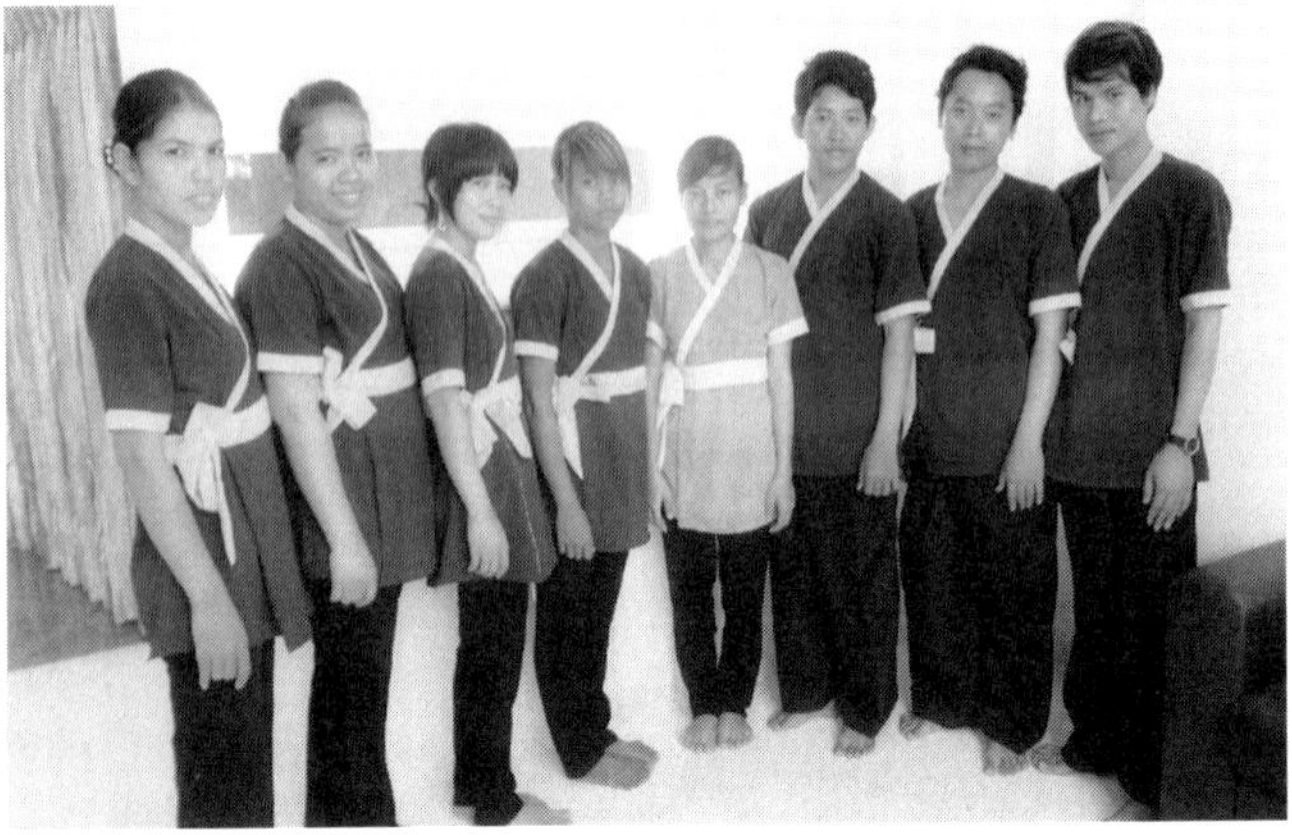

カンボジアのスタッフ

日本人はご主人の敬さん（院長・柔道整復師）と夫婦二人だけ。あとは現地で雇った従業員を教育しながらの悪戦苦闘の連日です。

カンボジアのセラピスト育成も

九州医療スポーツ専門学校の系列会社に入ってすぐにこのカンボジアの話が来たのですが、言葉の通じない国の仕事や生活の不安が大きく、悩みました。

夫と一緒ということや、仕事の大きな意義も感じ、こんな経験はできないだろうと、思い切って二人でカンボジアの地に飛び込んでみました。

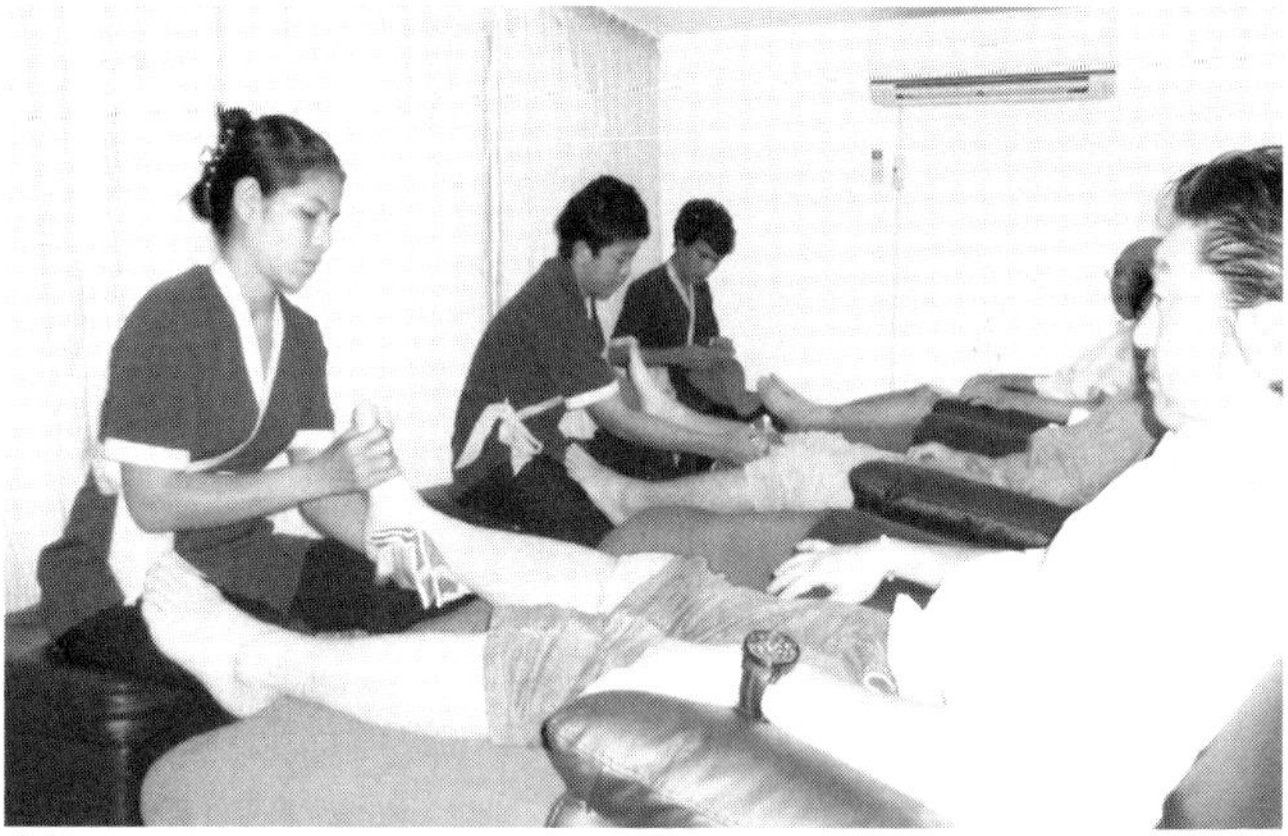

真剣に取り組む現地スタッフ

まだ、言葉の壁はまだ乗り切れませんが、人間の健康に関しての興味は万国共通です。

治癒力を高め、健康的な生活をサポートする鍼灸の良さをカンボジアの人に知ってもらいたいと、誠意と努力で日夜仕事に打ち込んでいます。

カンボジアには医学の知識をもとにしたマッサージを学ぶことができる学校がありません。

近々、学校もオープンするので、少しでもカンボジア人のセラピストを育成できればと、綾乃さんの夢はどんどん膨らんでいます。

第4章

幸せの夢をかなえる

知識を増やすほど
創造できる

ジュリア・チャイルド

女性の「手に職」を応援する九州医療スポーツ専門学校

安心して学べる支援体制

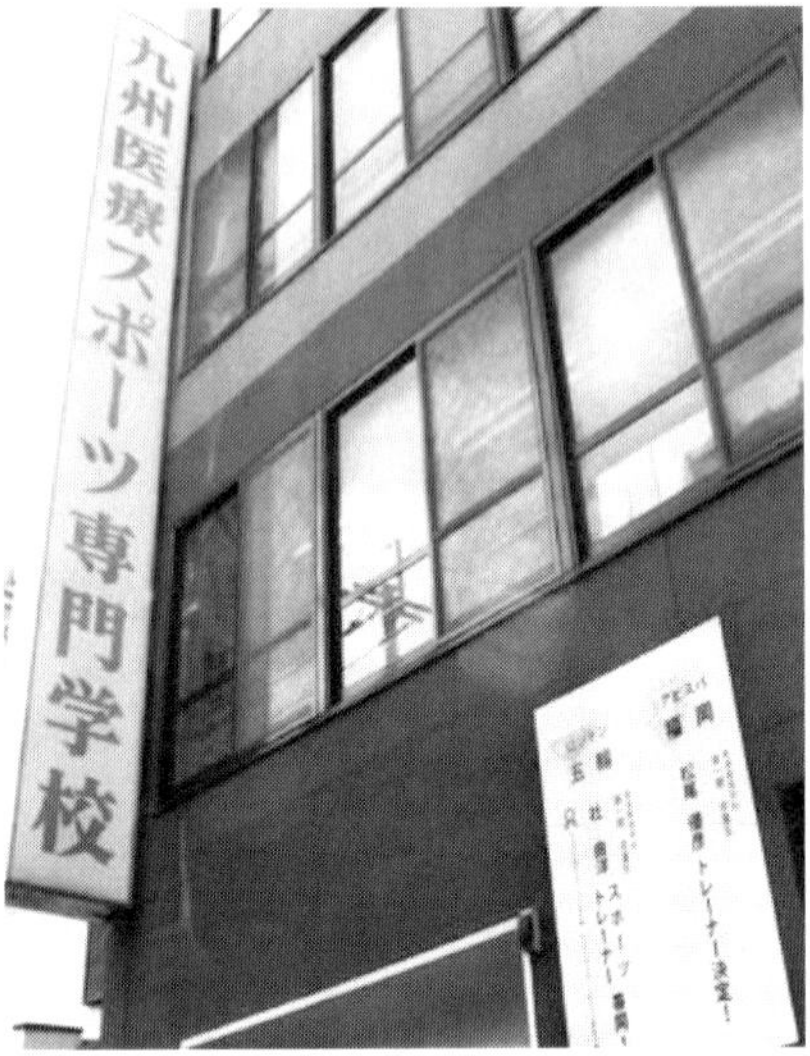

「士魂《しこん》医才《いさい》」をモットーに掲げているのが九州医療スポーツ専門学校（厚生労働省指定養成施設・福岡県北九州市）です。士魂医才とは思いやりの心を持ち、同時にプロフェッショナルな医療人としての才覚を備えた人材の育成、という意味です。

また、本校は、女性に有望な資格を働きながら取得しやすい環境が整っているため、九州地区はもちろん、全国からも入学志願者がやってきます。２０１３年春

学校法人国際学園

九州医療スポーツ専門学校

整体セラピスト学科（1年制）

整体・カイロプラクティックの技術の取得と、心と身体のケアができる施療家の育成

【取得可能資格】健康スポーツセラピスト知識検定・キネシオテーピングCKTPトレーナー・整体セラピスト3級・スポーツトレーナー3級など

アスレティックリハビリテーション・スポーツトレーナー学科（2年制）

トップアスリートからジュニア競技者までのスポーツトレーナーの育成

【取得可能資格】日本体育協会公認アスレティックトレーナー・JATI認定トレーニング指導者・赤十字救急法救急員など

理学療法学科（3年制）

スポーツトレーナーとして、また、高齢者のリハビリをサポートする専門医の育成

【目指せる資格】理学療法士（国家資格）

鍼灸学科（3年制）

ダイエット・美容、生活習慣病などの需要に幅広く対応できる東洋医学のスペシャリストの育成

【目指せる資格】鍼灸師（国家資格）

柔道整復学科（3年制）

スポーツトレーナーや高齢化社会での自立支援などの分野で活躍できる人材の育成

【目指せる資格】柔道整復師（国家資格）

には時代のニーズに対応する新しい２学科も増設され、さらに充実して魅力も満載です。

九州医療スポーツ専門学校では医療スポーツのスペシャリストとして現役で活躍している講師陣にが指導・国家資格試験も全国平均を上回る高い合格率を誇っています。

さらに、志を持った人たちに幅広く学びの機会を提供するために、「勉強したいけれども、学費が…」という人には、「特別奨学金制度」や「入学金分納制度」、学費割引制度もあります。民間の学費サポートプランなども利用できるようになっています。

たとえば、奨学金で学費を支払い、勤務して得た給与で生活し、寮（8、000円～）に入って北九州で3年間学べば、資格もとれて仕事も覚えることができるのです。

さまざまな奨学金&学費サポートが受けられるので、経済的理由で入学をあきらめてしまう前に学校側に相談を持ちかけてはどうでしょうか。

各科の授業時間

柔道整復学科	昼Ⅰ　9:30～12:40 昼Ⅱ 13:30～16:40 夜間 18:20～21:30	鍼灸学科	昼Ⅰ　9:30～12:40 昼Ⅱ 13:30～16:40
アスレティックリハビリテーション・スポーツトレーナ学科	夜間 18:20～21:30	理学療法学科	昼　9:30～16:40
		整体セラピスト学科	昼　9:30～12:40

働きながら通学し、国家資格も目ざせる

九州医療スポーツ専門学校の特長は、新卒の学生だけではなく、既卒者や主婦など、幅広い世代の学生が学んでいることです。

働きながら通学している社会人学生もたくさん在学しています。そこで、働きながらでも学びやすいように次の2点を学校側がしっかりサポートしています。

①授業時間の選択ができる

自分のとりやすい時間帯の授業を選択できるようになっています。

②在学中のアルバイトや就職支援

九州医療スポーツ専門学校のグループ企業は、全国に60

店舗以上の系列整骨院や鍼灸院を経営しています。これらのグループ施設の現場では、当校の在学生が体験学習や研修に出向いたり、アルバイトとして働いたりしており、もちろん、卒業後は正社員として就職している人もたくさんいます。

グループ関連のネットワーク力をフルに活かした、プロの現場体験、在学中のアルバイト紹介や卒業後の就職支援は、働く学生たちの強い味方になっています。

施術院でアルバイトをしながら九州医療スポーツ専門学校の夜間部に通っている一人の学生は、学生生活を次のように語っています。

「学校からアルバイトを紹介してもらいましたが、助かったのは経済面だけではありません。実際の現場では、学校では経験できない患者さんとのコミュニケーションや尊敬できるオーナーや職場の人たちとの出会いから、勉強することの元気をもらいました」。

アットホームな雰囲気の教室では…

ＪＲ小倉駅からモノレールで６分、片野駅のプラットホームから見える距離に建つ九州医療スポーツ専門学校。本校校舎には実技実習室や図書室、柔道場が揃っており、付属の研修所には臨床実習を行う施設もあります。また、本校校舎のすぐ近くに、新たに開設された理学医療法学科・アスレティックリハビリテーション、スポーツトレーナー学科の入る新校舎二号館も完成。駅近なのに静かな学びの環境は、ますます充実しつつあります。

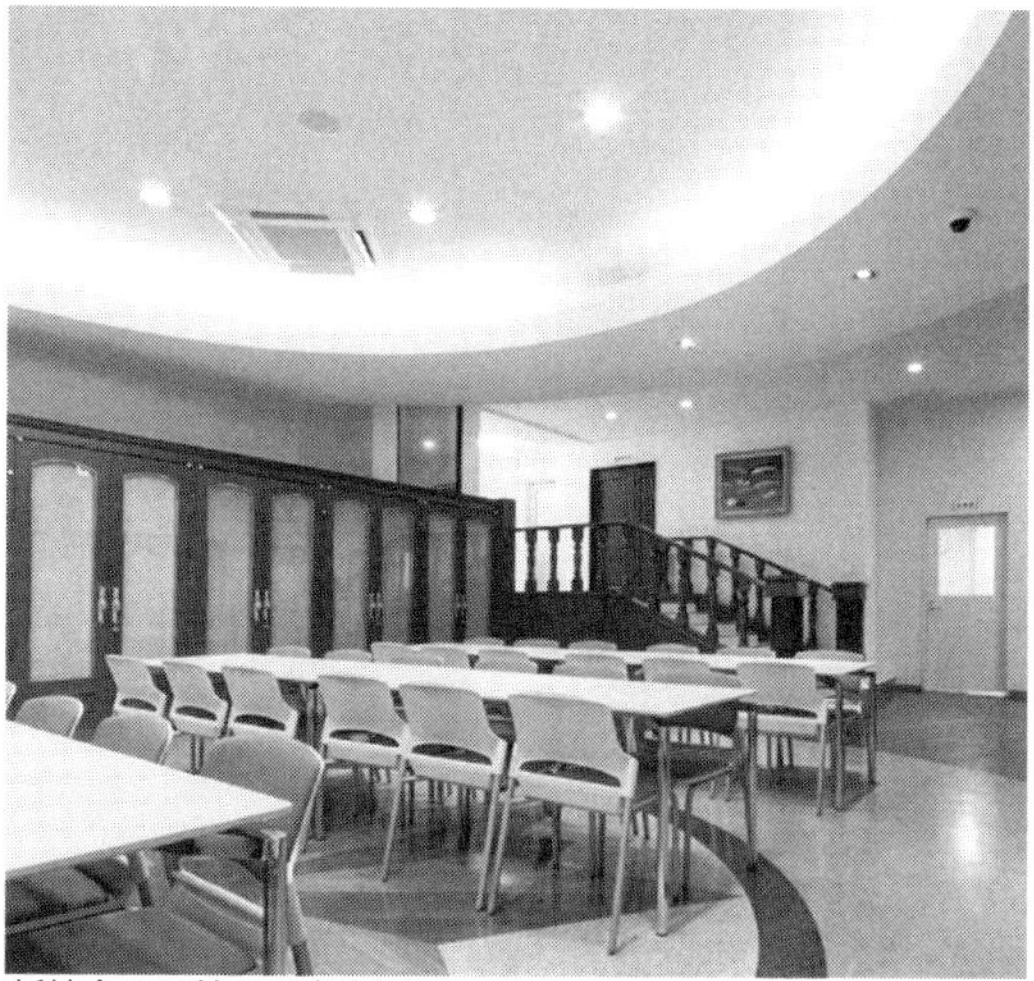
新校舎２号館の図書広場

本校校舎の壁面には、ロンドンオリンピックやＪリーグのトレーナーに採用された当校柔道整復学科卒業生の名前が晴れやかに掲げられています。正面玄関を入ると、巨大なスポーツビジュアルと、当校ゆかりの有名選手の愛用品がずらりと飾られたロビー。ちょうど午前中の授業が終わったところで、学生たちがおしゃべりをしながら教室から出てきました。

２階にある教室は、学生と先生の会話が気軽に飛び交うアットホームな雰囲気。鍼灸学科の教室で、３人の３年生の学生さんたちと話すことができました。

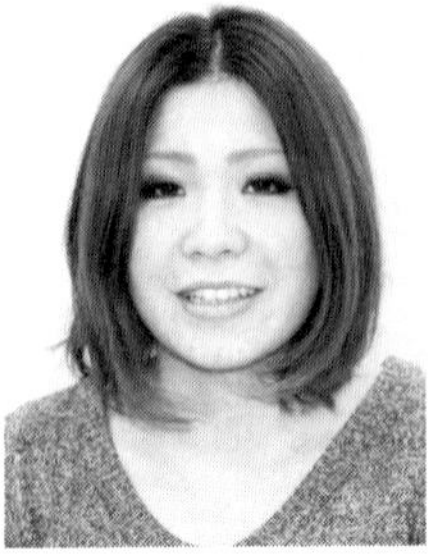

尾崎　友理さん（20代）

「高校卒業後、進学しないで就職したのですが、やはり勉強したいという思いを募らせていました。そんな折、オープンキャンパスで鍼灸の魅力に惹かれて入学。将来は、鍼灸治療で、西洋医学だけでは対処が難しい方たちのチカラになれたらうれしいです。」

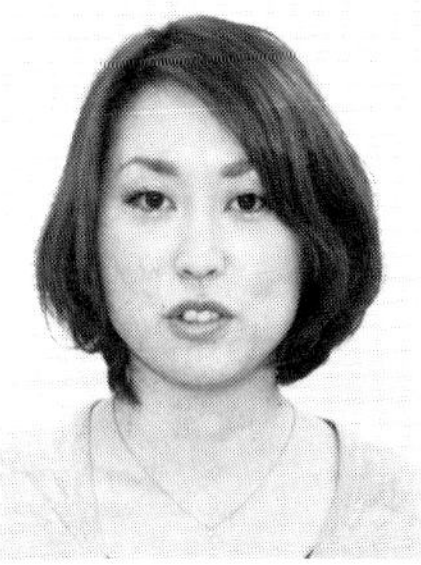

福沢　春香さん（20代）

「もともとリラクゼーションのお店で働いていました。お客様のなかに体の不調を訴える人がいて、癒しだけではなく治療もできたらと思ったのがきっかけ。仕事を続けながら通学していますが、いずれは、お店に鍼灸のメニューをプラスできればと考えています。」

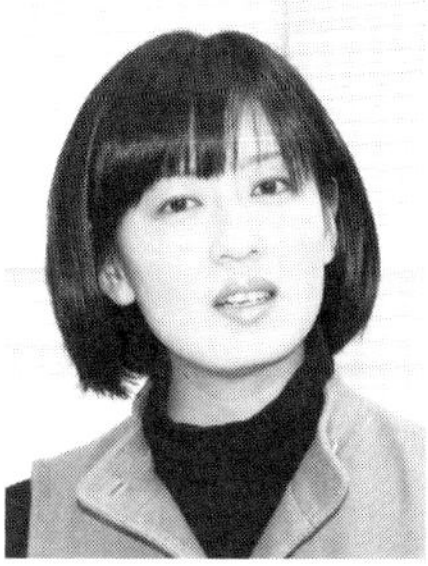

田浦　佳奈さん（30代）

「年齢を重ねるにつれ、体の調子が悪くなり、このままＯＬを続けていけるのかと不安に…。そこで思い切ってＯＬを辞め、手に職をつけようと鍼灸学科に入学しました。美容関係の仕事の経験があるので、美容と鍼灸を融合させたら強いと思っています。」

同じ鍼灸学科の３年生でも、歩んできた道も入学の動機もそれぞれですが、自分の目指す目標をしっかり持って学んでいる様子が伝わってきました。

拡がる KMSネットワーク

=ストレックス理論で
ロコモティブシンドロームを予防=

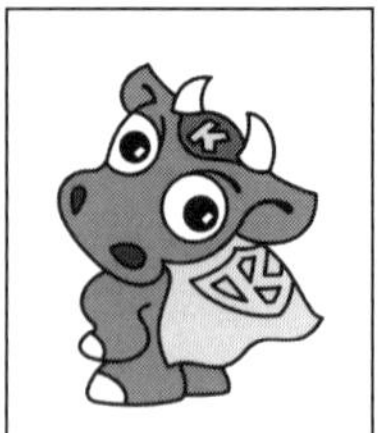

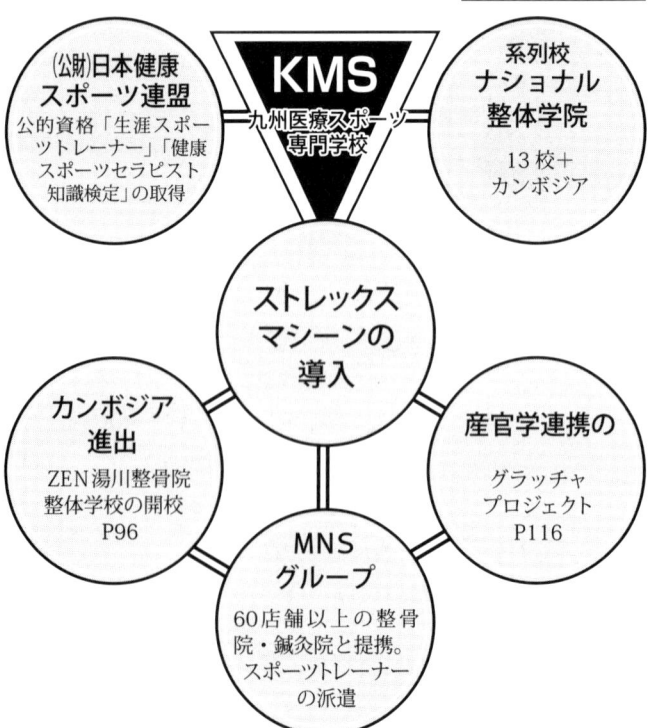

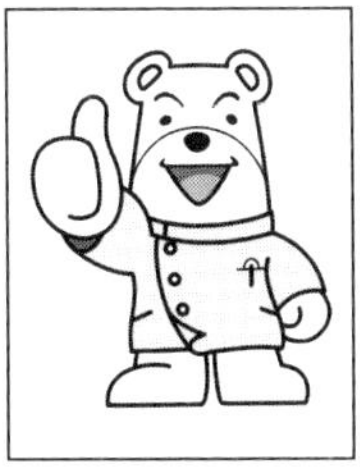

MNS（メディカルネットサービス）グループの活動

整骨院・鍼灸院・整体院・リラクゼーションサロンなどのフランチャイズ展開と開業支援をするとともに、スポーツトレーナーを派遣し、心と身体の健康づくりをサポートします。

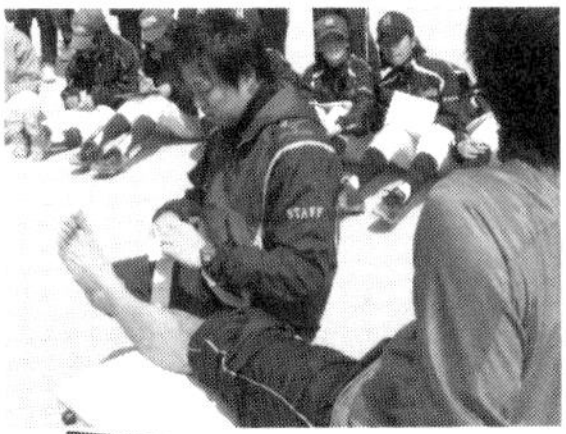

MNSのスポーツトレーナーは、子どもや高齢者の健康指導のほかに、相撲・プロ野球・Jリーグ・格闘技などのプロのアスリートやチームのリハビリトレーナーとして活躍しています。

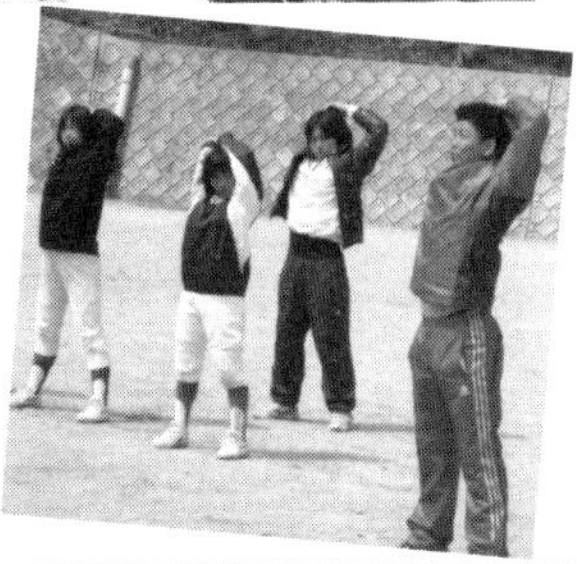

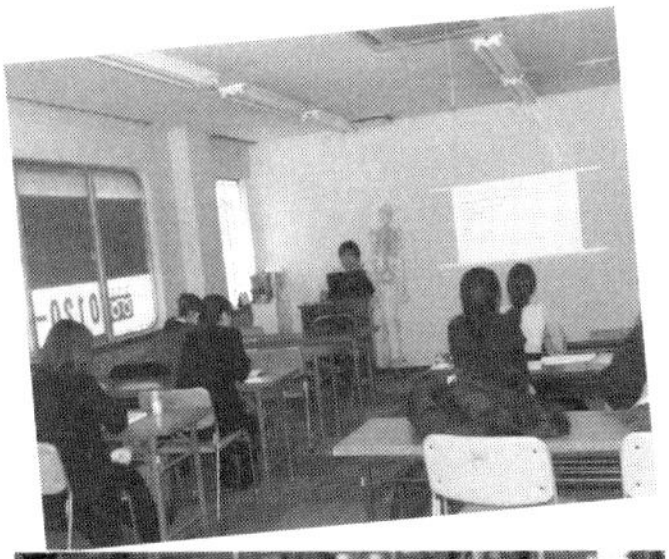

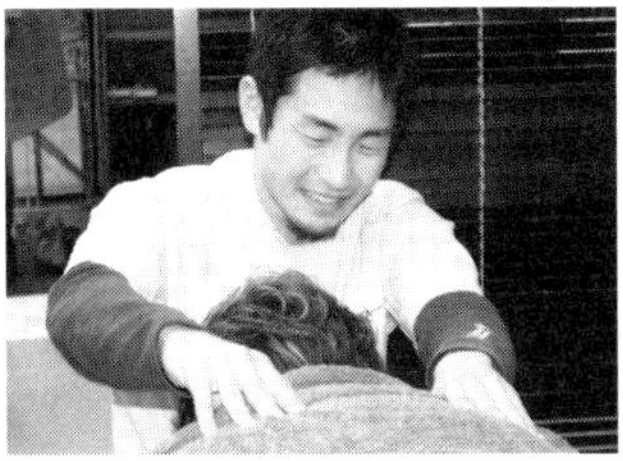

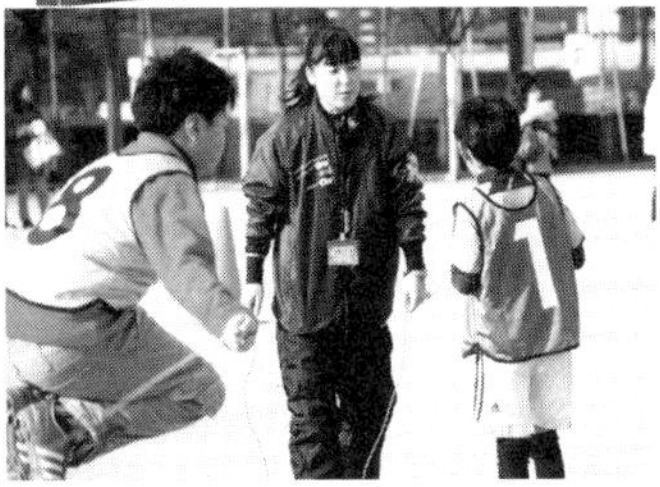

ナショナル整体学院

自分のライフスタイルに合わせて通学

九州医療スポーツ専門学校の系列校で、九州地区を中心に、福島・埼玉・栃木・東京・神奈川・愛知・広島など、全国13カ所で展開しているのがナショナル整体学院です。

ＮＰＯ法人・日本セラピスト認定協会に完全準拠したカリキュラムで、整体師やカイロプロテクターの資格取得をサポートします。

学ぶ人のライフスタイルで選べる３つのコース（整体本科コース・整体６カ月コース・整体３カ月コース）を設置しています。

６カ月以上のコースでは、整体院・整骨院・女性向けサロンなど関連系列施設で最低60時間以上の現場実習を体験。各施設のスタッフの一員（実習生）として柔道整復師や先輩整体師たちと患者さんに携わりながら、院内業務・接客・施術などが学べます。患者さんの「生の声」が体験できる実習システムです。

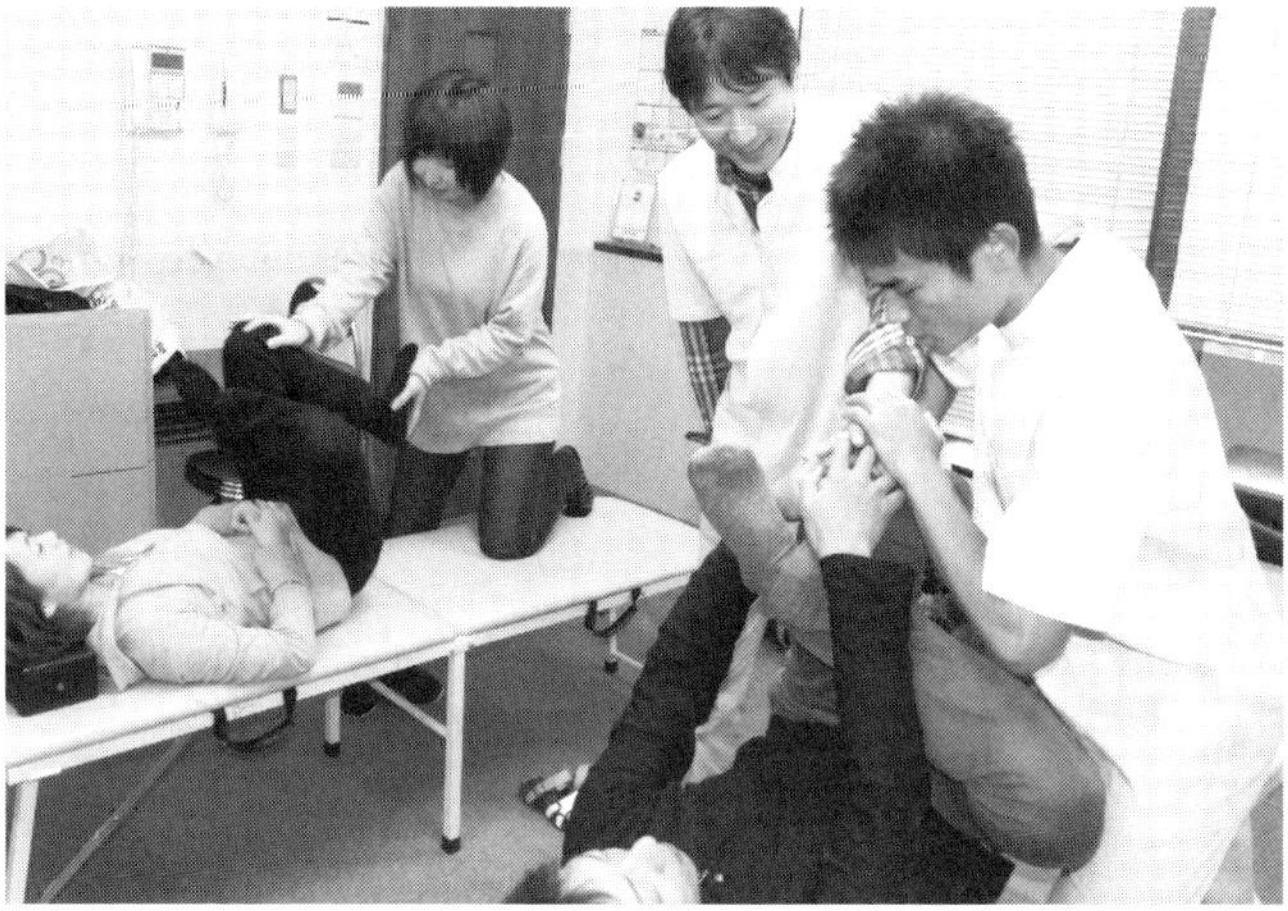

整体の授業

・整体本科コース　1年制　～就職・開業、国家資格や講師を目ざす人に～

　整体・カイロを12カ月＋6カ月（受講料無料期間延長）でゆっくり学べます。仕事を続けながら転職準備を進めたい人に最適です。

・整体6カ月コース　～スペシャリストとして就職したい人に～

　整体＋カイロの知識と技術を半年間で身につけます。

・整体3カ月コース　～まずは気軽に学びたい人に～

　整体＋カイロの基本を3カ月間で身につけます。

※各コースとも整体師・カイロプラクターの資格取得を目指します。
※各校により、カリキュラム及びコースが異なる場合があります。セミナーのみの学院もあります。

◉ナショナル整体学院に入学し、柔道整復師や鍼灸師などの国家資格を目指し、再度九州医療スポーツ専門学校へ編入する場合、ナショナル整体学院で支払った学費を九州医療スポーツ専門学校の学費に充当することができます。

大切な人を守るガーディアン(守護者)になろう!

ママセラピスト・ホームセラピストの勉強会

資格を取得したあとは、医療施設や健康増進・管理施設で働くことができます。しかし、仕事としてではなく、大切な家族や友人にもその知識と技術は役に立ちます。一家にひとり医療に携わる専門的な健康管理者がいれば、これほど心強いことはありません。小さな変化に気づき、病気になる前に健康体に戻すことができるのです。まして、子どもが産まれれば、急な発熱や事故なども落ち着いて対処できます。いつも家族の健康を見守る母親の目は「かかりつけ医」より確かなものなのです。最近、家族の健康を守るために専門的な知識を得たいという希望者が多く、お母さん向けのさまざまな勉強会が開かれています。

拡がる
ナショナルネットワーク

全国にのびる
ナショナル整体学院

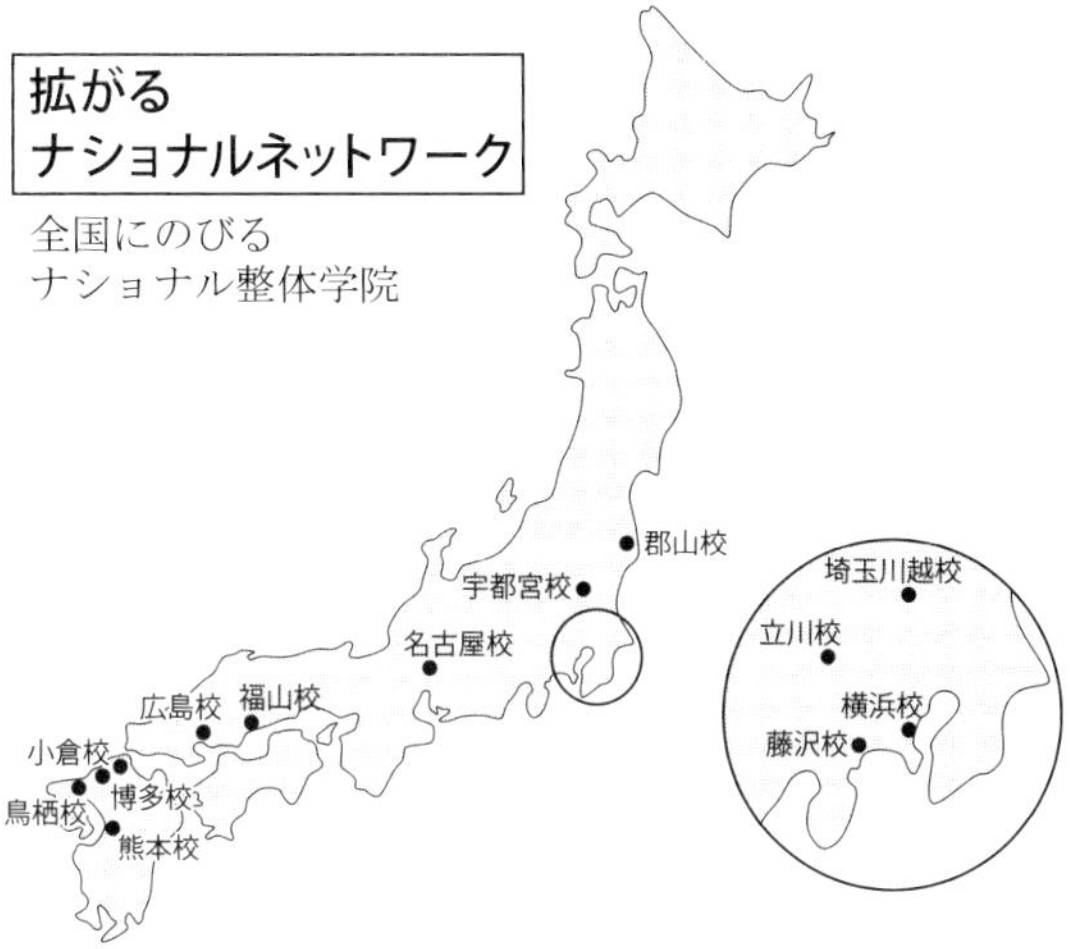

【詳細の問い合わせ】
◆九州医療スポーツ専門学校
第１号館（東篠崎校舎）
〒802-0072 福岡県北九州市小倉北区東篠崎１丁目9-8
第２号館（片野校舎）
〒802-0064 福岡県北九州市小倉北区片野３丁目5-16
TEL：093-932-5100　フリーダイヤル 0120-594-160
http://www.kmsv.jp/　MAIL info@kmsv.jp
◆ナショナル整体学院
西日本支部　〒802-0006 福岡県北九州市小倉北区魚町3-4-5 7階
東京本校　〒171-0021 東京都豊島区西池袋3-3-9
TEL：093-521-5569
http://www.national-seitai.com/

産官学連携のしくみ

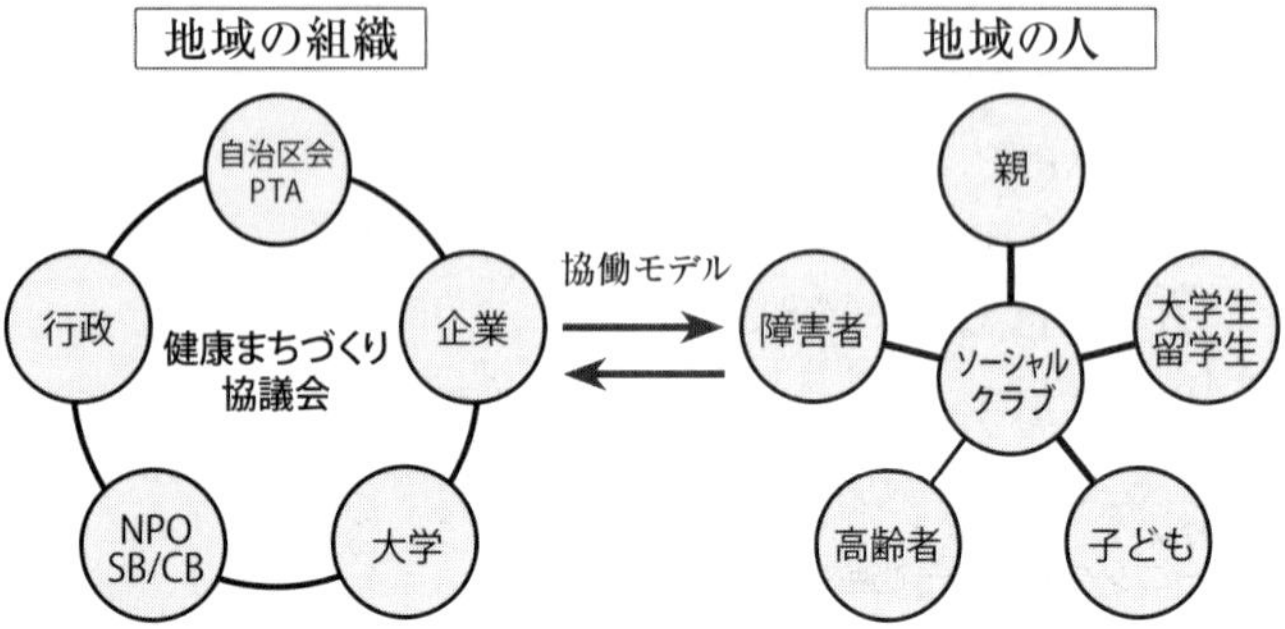

産官学連携の「健康まちづくり」を支援

九州医療スポーツ専門学校及びＭＮＳグループはその資産を地域に投下し、地域協働による「健康まちづくり」をサポートしています。

全世代に対して健康サービスを提供する「グラッチャ」をソーシャルモデル（ＳＢ）として本協議会形式で行うことで、健康スポーツ分野の起業・雇用開発につなげ、生涯地域に根ざした活動にするのです。

北九州市のひびきのでは住民・企業・行政・学校・ＮＰＯなどの連携によって、健康まちづくり協議会が「グラッチャフィットネススクール」を開設してソーシャルビジネスモデルとして運営しています。

0歳から100歳までのカラダづくり

グラッチャ子ども運動トレーニングセンターとデイサービス

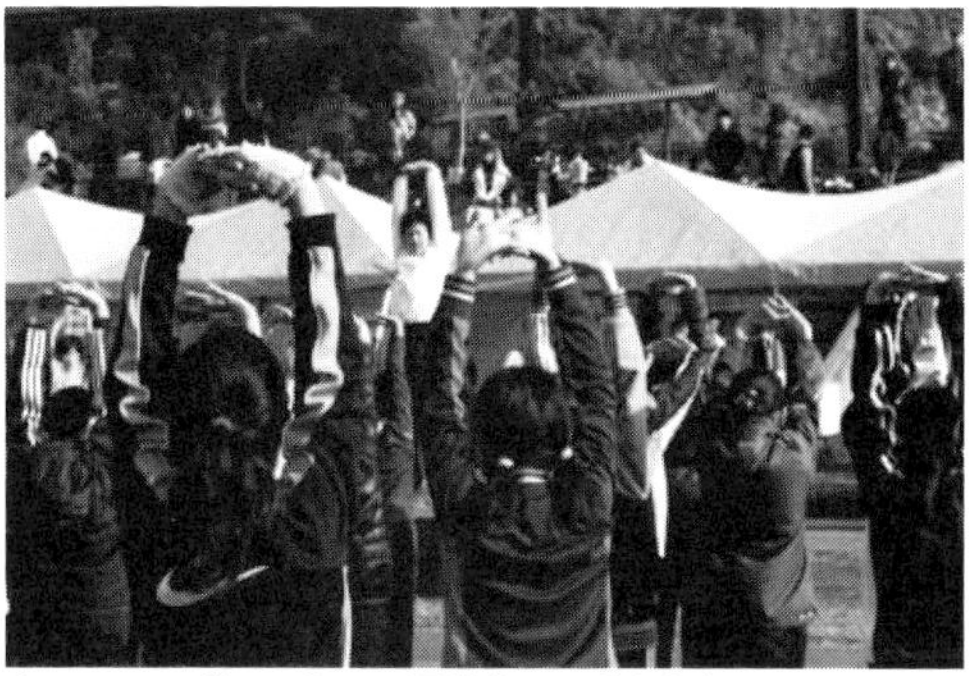
トレーニングセンターで運動する子どもたち

「グラッチャ」とはグランドファザー・グランドマザーの〝グラ〟とチャイルドの〝チャ〟を組み合わせた造語です。ＭＮＳグループが提供する**0歳から100歳までの動くカラダづくり**を目的とした子どもや高齢者向けの運動教室です。

子ども運動トレーニングセンターの対象は3歳から小学校6年生までです。

この年の子どもは「ゴールデンエイジ」と呼ばれ、一生の中でも唯一動作の習得に特化した時期です。

つまり、この年齢時に多くの動作の経験をすることが、一生の運動神経を決めるのです。

この教室では、運動の種目の枠を取り外し、たくさんの種目や動きを経験させ、どんな運動にも対応できる神経を養い、怪我をしない体をつくることを目的として始めました。

また、子ども運動トレーニングセンターでは「健全な身体に健全な精神が宿る」の言葉の通り、スポーツマンとしての挨拶や礼儀の大切さ、仲間への思いやりの心を育むことを基本理念としています。このようにグラッチャはスポーツ体験ばかりでなく、大人の社会に出たときにも通用する人間性も学べるのです。

グラッチャでは高齢者を対象とした介護予防支援センター「グラッチャデイサービス」も開設しています。

これらの事業は前述の「産官学連携」の「健康まちづくり」を推進するためのものとして始めたものです。

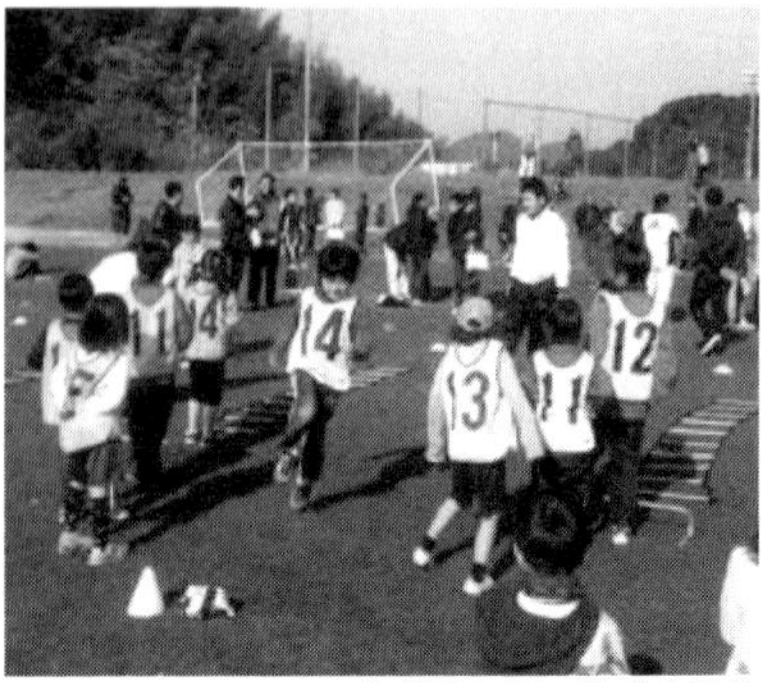

ケガをしない体づくりを

グラッチャデイサービスの内容と目的

高齢者の方々が自立した日常生活を送ることができるように、日常生活上に必要な支援と機能訓練を行う施設です。このことによって、利用者の社会的孤立感を解消し、家族方の身体的・精神的負担の軽減を図ります。

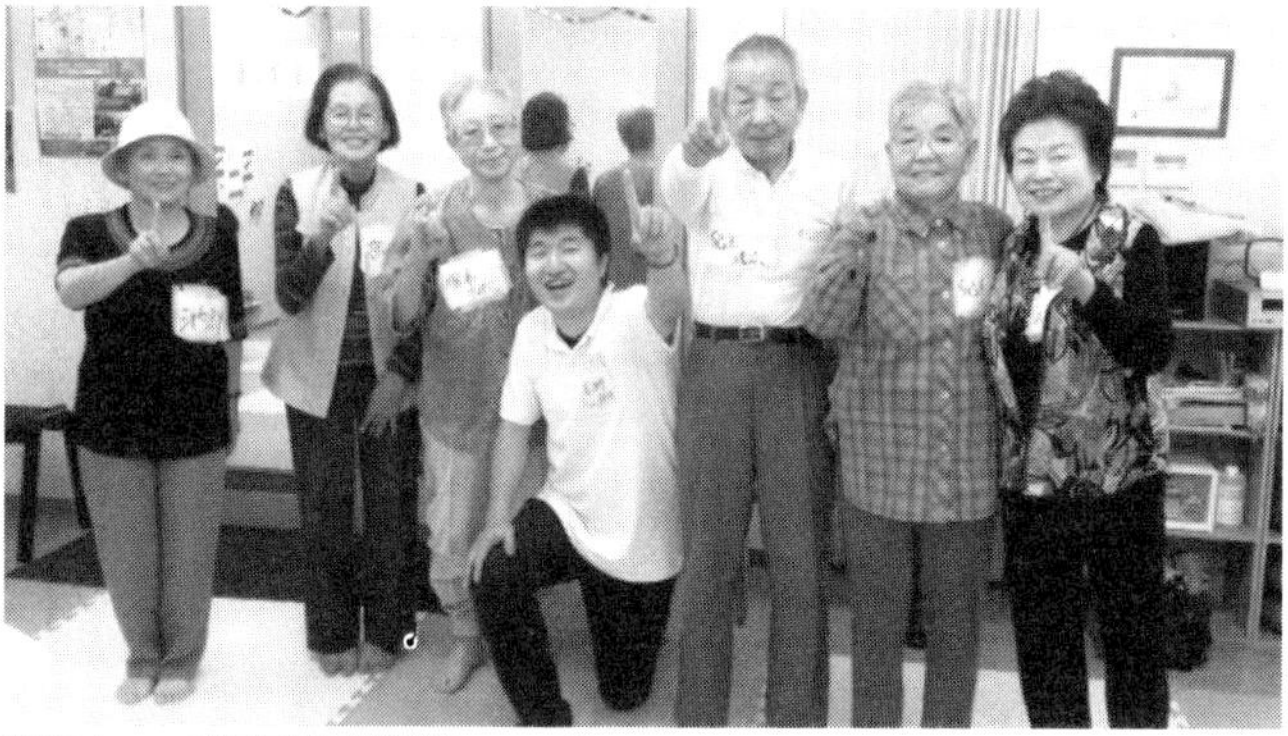

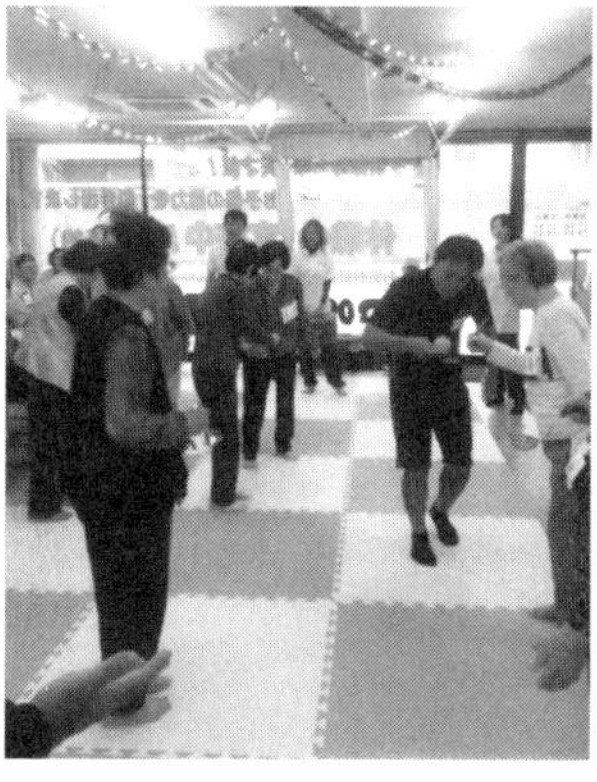

楽しく、家庭的な雰囲気で

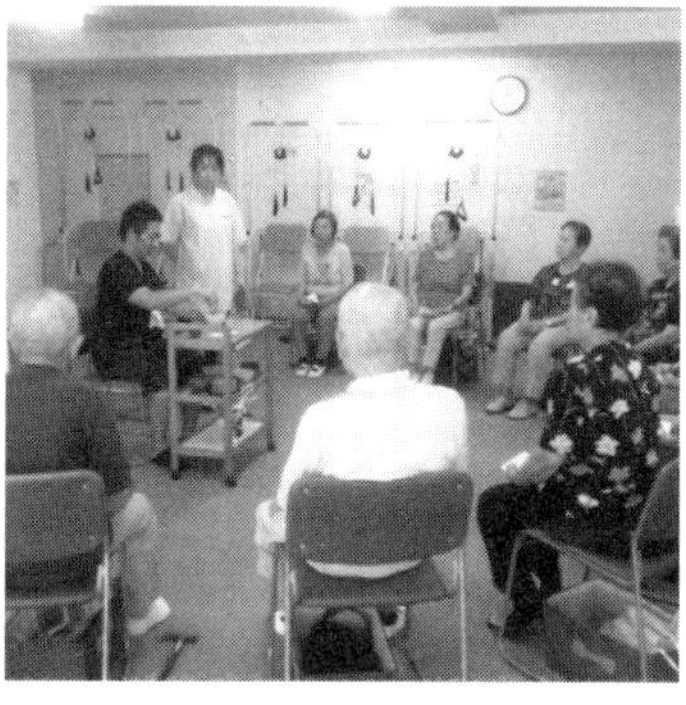

グラッチャにストレックスマシーンを導入しました

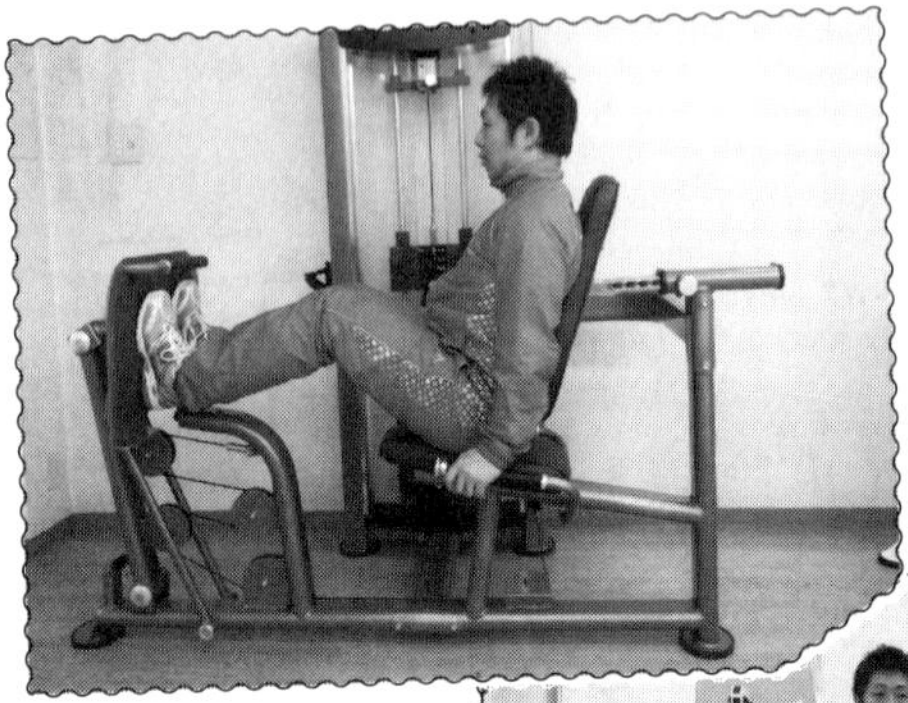

下肢の前後上下の連動性を高めるレッグプレス

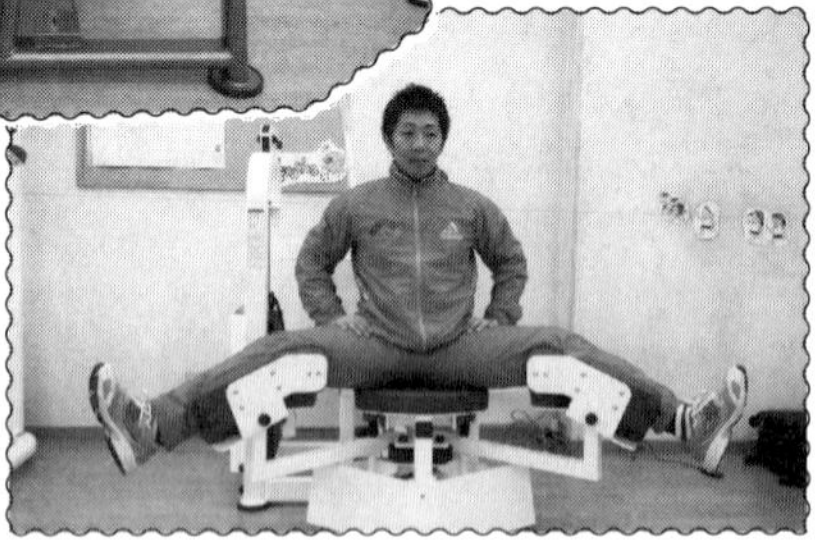

左右の下肢の連動性を高めるインナーサイ

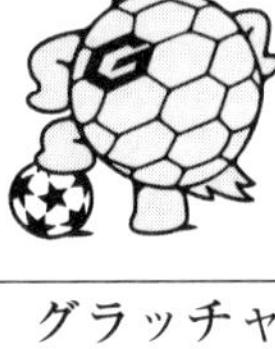

ストレックスマシーンとは反動作用を利用し、筋肉と関節を柔軟にするトレーニングマシーンです。年齢に合った指導でバランスの良い身体を作ります

系列の整体院一覧

院　名	住所・電話番号
湯川安部山整骨院	北九州市小倉南区湯川5-5-5 093-931-8770
やわらぎ整骨院	北九州市門司区柳町2-4-2 093-382-5336
門司港整骨院	北九州市門司区東門司1-11-12 093-331-7988
湯川整骨院レトロ院	北九州市門司区栄町6-2 093-322-3377
大里東やわらぎ整骨院	北九州市門司区大里東4-12-38 093-372-5622
魚町エイム	北九州市小倉北区魚町3-1-6 093-521-3536
宗像 エイム	福岡県宗像市田久2-1-1 0940-33-2301
藤松やわらぎ整骨院	北九州市門司区光町1-2-8 093-391-0853
整骨院チャチャエイム	北九州市小倉北区砂津3-1-1　216-B 093-521-8788
H・B・C整骨院 光の森	熊本県菊池郡菊陽町光の森7丁目33番1 ゆめタウン光の森店内 096-233-3250
整骨院リボーン	北九州市八幡東区西本町4-13-5 さわらびF・Cクラブ内 093-671-3896
タントン整骨院　戸畑	北九州市戸畑区汐井町1-1 戸畑駅ビル1F 093-873-9050
H・B・C整骨院　八代	熊本県八代市建馬町3-1 0965-31-6031
タントン整骨院　博多	福岡市博多区博多駅前2-1-1 福岡朝日ビル地下2F 092-432-4586
門司駅やわらぎ整骨院	北九州市門司区中町2-1 フレスタ門司3F 093-382-1333
中央町整骨院	北九州市八幡東区中央2-14-20 093-662-5312
湯川整骨院平和通り本院	北九州市小倉北区魚町3-4-5 093-521-2234
湯川整骨院戸畑小芝院	北九州市戸畑区小芝2-10-7 093-647-2356
なごみ 赤穂	兵庫県赤穂市中広55-3 イオン赤穂店内 0791-42-1753

院　名	住所・電話番号
なごみ　岡山	岡山県岡山市北区青江2-7-1　イオン岡山店内 086-221-0753
なごみ　三原	広島県三原市城町2-13-1　イオン三原店内 0848-63-3966
なごみ　宇品	広島市南区宇品東6-1-15 イオン宇品店内 082-256-4146
和整骨院　若松	北九州市若松区二島1-3-1 イオン若松ショッピングセンター1F 093-791-0615
六花	福岡市博多区上川端町4-202(67番地) 092-263-8827
そね健康整骨院	北九州市小倉南区下曽根新町10-1 2F　区画番号:405 093-473-4574
整骨院　悠々	福岡県糸島市志摩町津和崎29-1 イオンスーパーセンター志摩内 092-327-5248
統合整体心　啓	熊本県荒尾市原万田字八反田630-1 イオンタウン荒尾店内 0968-63-7033
和整骨院　光院	山口県光市浅江字木園1756-1　イオン光店内 0833-74-1675
和整骨院　中間院	中間市通谷1-36-2　ウエルパークヒルズ内 093-243-3555
和整骨院　みゆき院	広島県広島市南区宇品御幸1-9-12　イオンみゆき店内 082-250-9586
湯川整骨院　霧ヶ丘院	北九州市小倉北区霧ヶ丘3-7-14 093-922-9969
整骨院　宗像　エイム	宗像市田久2-1-1　ゆめタウン宗像内 0940-35-5444
H・B・C整骨院　博多	福岡市東区東浜一丁目1-1　22街区　2F 092-632-8287
H・B・C整骨院　佐賀	佐賀県佐賀市兵庫町兵庫北土地区画整理事業区域内22街区外(264区画) 0952-30-3334
整骨院ZEN　別府院	大分県別府市楠町382-6(244区画) 0977-26-6735
整骨院ZEN　広島院	広島市南区皆実町二丁目224番地 082-252-8226
整骨院ZEN　はません院	熊本県熊本市田井島1丁目2-1 096-370-6683
湯川整骨院　片野院	北九州市小倉北区東篠崎１丁目9-15 093-952-8555
STREXZEN　湯川整骨院　朽網院	福岡県北九州市小倉南区朽網東2-32-1 093-474-8885
STREXZEN　てあて整骨院	愛知県豊田市西町6-2-1 0565-32-1472

院　名	住所・電話番号
STREXZEN やわらぎ整骨院 折尾院	北九州市八幡西区折尾1丁目13-21 093-602-3435
STREXZEN 徳力健康整骨院	北九州市小倉南区徳力2丁目13番5号 093-961-3533
STREXZEN 和整骨院 三ヶ森院	北九州市八幡西区三ヶ森3-10-5 長谷川ビル1階 093-613-6555
STREXZEN やわらぎ整骨院 本城院	福岡県北九州市八幡西区本城東1丁目1-43 093-692-6677
STREXZEN 和接骨院 甚目寺院	愛知県海部郡甚目寺町大字甚目寺字上沖田36-4 052-443-7375
STREXZEN 和整骨院 徳山院	山口県 周南市青山町1-18 0834-32-7511
リラクゼーションエステルーム六花	山口県周南市青山町1-18 0834-27-2770
STREX ZEN 大きな森の整骨院	福岡県糟屋郡宇美町宇美東1丁目1-1 092-933-3335
STREX ZEN 和整骨院 宇部琴芝院	山口県宇部市琴芝町2丁目13-10 0836-39-7531
STREX ZEN そね健康整骨院 中曽根院	北九州市小倉南区中曽根6丁目2-13 093-472-5558
やわらぎ鍼灸整骨院 香椎院	福岡県福岡市東区香椎駅前1-11-1 フレスタ香椎2F 092-672-2235
整骨院 六花 薬院	福岡県福岡市中央区渡辺通2-6-1 西鉄薬院駅1F 092-725-7671
STREX ZEN 和整骨院 宇部西岐波院	山口県宇部市大字西岐波1926-1 0836-39-0753
STREX ZEN 行橋健康整骨院	行橋市行橋市中央2丁目5-23 0930-28-8820
STREX ZEN 和整骨院 博多院	福岡市博多区博多駅南６丁目９－７ 092-473-1771
STREX ZEN あゆみ整骨院	北九州市八幡西区鷹の巣1丁目15-1 093-631-0345
ウィング整骨院	福岡県糸島市高田２丁目18-20 092-324-6108
STREX ZEN やわらぎ整骨院 黒崎院	北九州市八幡西区熊手三丁目３－５ 093-642-3337
STREX ZEN 高宮こころ 整骨院	福岡市南区高宮5-3-9 Ｆビル高宮 092-526-7337
STREX ZEN 和整骨院 直方院	福岡県直方市古町17-2 0949-22-8778
STREX ZEN 絆ウェルネス整骨院下通り院	熊本県熊本市中央区下通1-3-10 ダイエー熊本下通店3階 096-352-7221

終わりに

生涯現役で、人びとの生活に寄り添う仕事

東日本大震災から３週間ほど経った２０１１年春、宮城県でボランティア活動を行う柔道整復師親子の様子がテレビの報道番組で紹介されました。

家族や家を失い、命からがらにたどり着いた避難所も転々とし、心も体もぼろぼろの被災者のみなさん。ストレスで自立神経のバランスをくずし、肩や背中、膝の痛みを訴える人も多いのです。そこで、避難所で不自由な生活を余儀なくされている人たちに、柔道整復師の資格を持つ親子がマッサージなどの体のケアを始めたのです。

「ああ、気持ちがいい」と目を細めるみなさんの表情を見て、「体がときほぐされると、きっと心までときほぐされるのですね」とニュースキャスターが語っていました。

この事例に限らず、今回の震災では全国各地の柔道整復師や鍼灸師たちが数々

のボランティアチームの一員として、現地のみなさんの支援活動に参加。現在も仮設住宅で活動を続けている人もいます。

「自分を待っていてくれるみなさんがいること、自分にできる仕事があることは、私の生きる張り合いになっています。この仕事に就いて本当によかったと思っています」。ボランティアに参加している一人の柔道整復師がしみじみ話していました。

資格を取得することは安定した収入につながるメリットはもちろんですが、有資格者にしかできない仕事ができることで、大きなやりがいや自信を持つことができます。

少子高齢化社会に突入した今、定年退職後や子育て終了後の人生は長くなりました。若い頃は輝いていたのに、仕事をやめてしまったとたん、精神的にも肉体的にも老け込んでしまう人もよく見かけます。

独立・開業して一国一城の主になれば、体が続く限り仕事ができるうえ、現場を退いても後輩の指導や店舗運営などに携われます。いくつになっても社会と接点を持ち続けることで、生涯現役の充実した人生が送れるでしょう。

仕事をしながら、女子力を高める

新しいことに挑戦するときは不安があって当たり前です。ましてや一度は社会に出た人が学校に入り、自分より若い人たちと机を並べるのは勇気のいることかもしれません。しかし、世代も経歴も異なる人たちと切磋琢磨する日々は、それまで限られた世界で生きてきた人たちに、思いがけない発見や出会いをもたらしてくれるでしょう。

今よく聞かれる「女子力」という言葉の意味をご存じでしょうか。

辞書で調べてみると、「きらきらと輝いた生き方をしている女性が持つ力」「女性が自らの生き方を演出する力」とあります。

さて、あなたは今、きらきらと輝いた生き方をしていますか。女子力アップのためにも、少しだけ勇気を出して、新たな一歩を踏み出してみませんか。

監 修　ストレックス理論研究所

西洋的アプローチと東洋的アプローチを組み合わせた統合整体で、体のバランスを整えて自然治癒力を高め、健康体を目ざすストレックス。しかし、本当の健康とは心身ともに健康であることです。そこで、このストレックス理論を応用して心身共に健全となって幸せな社会生活を送るための研究と指導をしているのがストレックス研究所です。

本文デザイン　松下隆治
カバー／4Cデザイン　大屋有紀子
執筆協力　小松沢サギリ
取材協力　九州医療スポーツ専門学校／ナショナル整体学院
　メディカルネットサービス株式会社
編集協力　ニホンメディア・コーポレーション株式会社
DTP・印刷　株式会社公栄社
カバーイラスト　©Impress Japan Corporation, Design by Power Design

幸せになりたいと思った女性が読む　新幸福論

2013年4月25日　第1刷発行
監　修　ストレックス理論研究所
発行者　村岡大介

発行所　株式会社オリエンタルメディカル
〒802-0052　福岡県北九州市小倉北区霧ヶ丘1-11-18 アーバンKN5　1階
☎ 093-383-3611
発売所　株式会社星雲社
〒112-0012　東京都文京区大塚3-21-10
☎ 03-3947-1021
